VENTOSATERAPIA
PARA MÚSCULOS Y ARTICULACIONES

KENNETH CHOI

VENTOSATERAPIA
PARA MÚSCULOS Y ARTICULACIONES

Una guía fácil de entender para aliviar
el dolor, reducir la inflamación
y curar las lesiones

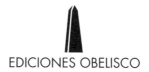

EDICIONES OBELISCO

Colección Salud y Vida natural
Ventosaterapia para músculos y articulaciones
Kenneth Choi

1.ª edición: febrero de 2022

Título original: *Cupping Therapy for Muscles and Joints*

Traducción: *Jordi Font*
Maquetación: *Isabel Also*
Corrección: *M.ª Jesús Rodríguez*
Diseño de cubierta: *Francisco Martínez*

© 2018, Kenneth Choi, por el texto y las fotografías
© 2018, Ulysses Press
Imágenes interiores: página 48 © Peter Hermes Furian/shutterstock.com;
página 49 © Designua/shutterstock.com; página 50 © Stihi/shutterstock.com
(Reservados todos los derechos)
© 2022, Ediciones Obelisco, S. L.
(Reservados los derechos para la presente edición)

Edita: Ediciones Obelisco, S. L.
Collita, 23-25. Pol. Ind. Molí de la Bastida
08191 Rubí - Barcelona - España
Tel. 93 309 85 25
E-mail: info@edicionesobelisco.com

ISBN: 978-84-9111-817-6
Depósito Legal: B-1.221-2022

Impreso en ANMAN, Gràfiques del Vallès, S. L.
c/ Llobateres, 16-18, Tallers 7 - Nau 10. Polígono Industrial Santiga.
08210 - Barberà del Vallès - Barcelona

Printed in Spain

AGRADECIMIENTOS

Me gustaría dar las gracias a mis padres, Benny y Anne Choi, por ser unos buenos modelos a seguir de lo que debe ser una persona amable y compasiva. Gracias por vuestro apoyo –económico, físico y emocional– a lo largo de mis muchos años de escolarización. No estaría donde estoy ahora sin su apoyo y orientación. También me gustaría dar las gracias a mi hermana, Joanna Choi, por ayudarme a convertirme en lo que soy hoy en día.

También me gustaría dar las gracias a Mary Wu, propietaria de la Toronto School of Traditional Chinese Medicine, por ser el motivo por el cual practico la medicina tradicional china. Gracias por tu arduo trabajo en la promoción y la defensa de la medicina tradicional china en Ontario y Canadá. Gracias por todos los días y las noches que has pasado enseñando y dirigiendo la escuela. Gracias por ver potencial en mí y darme la oportunidad de enseñar acupuntura y medicina tradicional china.

Gracias a Linda Tang y Richard Kwan por ser mis mentores. No sólo me habéis enseñado a ser un buen practicante, sino que también me habéis mostrado cómo ser un apasionado de esta medicina y cómo enseñar la compasión a mis pacientes.

También me gustaría dar las gracias a Enza Ierullo, propietaria de la Acupuncture and Integrative Medicine Academy, por ver mi potencial y por ayudarme a progresar en el conocimiento de la medicina tradicional china. Tu incansable labor por la escuela en medio de todo lo que sucede a diario es una inspiración para mí.

Gracias a Jocelyn Choi por ponerme en contacto con Ulysses Press, para tener esta oportunidad de compartir mi experiencia y ayudar a más personas de las que nunca hubiera podido llegar.

Gracias a William Shin por las maravillosas fotografías. Y gracias a Daniel Cheung y Jessica Chin por ser los modelos de mi libro.

Finalmente, me gustaría dar las gracias a mi media naranja por apoyarme y animarme a lo largo de la redacción del libro. No podría haberlo hecho sin ti.

Me gustaría dedicar este libro a nuestro Dios y Salvador, Jesucristo, mi Roca y mi Redentor.

INTRODUCCIÓN

Hace tan sólo unas décadas, la ventosaterapia era prácticamente desconocida en Occidente. No era un tratamiento muy popular y, cuando la gente recurría a ella, ocultaba lo que consideraba las marcas de ventosas antiestéticas para evitar que se vieran. Sin embargo, en los últimos años, la popularidad de esta forma de terapia ha experimentado un gran aumento y se ha visto a personajes públicos luciendo las marcas de ventosas casi como una declaración de moda.

La historia más conocida sobre la ventosaterapia fue cuando el deportista olímpico más condecorado de todos los tiempos, el nadador Michael Phelps, con veintiocho medallas olímpicas (veintitrés de ellas de oro), apareció con marcas de ventosas en el hombro derecho y en las piernas durante los Juegos Olímpicos de 2016 celebrados en Río de Janeiro. Internet se incendió con gente de todo el mundo hablando de ello y los medios de comunicación se apresuraron a destapar las misteriosas «marcas rojas» presentes en su cuerpo, lo que hizo que se diera a conocer la terapia con ventosas. Phelps defendió públicamente la ventosaterapia como una buena manera de recuperarse y de aliviar los músculos cansados o adoloridos publicando fotos del tratamiento en Instagram y hablando de ello en las entrevistas. Desde entonces, cada vez más deportistas –entre ellos el gimnasta olímpico estadounidense Alex Naddour, la ganadora de doce medallas olímpicas Natalie Coughlin y el baloncestista profesional, jugador del All-Star y ganador del MVP Stephen Curry–se han sometido a la terapia con ventosas, esperando conseguir una ventaja sobre sus competidores.

La ventosaterapia también se ha popularizado en Hollywood, con celebridades que pasean por la alfombra roja y dan conferencias de prensa con las marcas dejadas por la ventosaterapia. Entre los personajes famosos que las han mostrado destacan Jennifer Aniston, Gwyneth Paltrow, Kaley Cuoco, Victoria Beckham y Justin Bieber. La ventosaterapia también ha sido tema de conversación en *The Ellen DeGeneres Show*, donde Nicole Richie compartió una fotografía de su padre, el legendario cantante Lionel Richie, al terminar la terapia.

Gracias a estos deportistas y famosos, la ventosaterapia se ha puesto de moda y cada vez más personas se interesan por ella. También ha permitido dar a conocer el mundo de la medicina tradicional china, en el que la ventosaterapia es una modalidad importante utilizada para eliminar el dolor y tratar lesiones, enfermedades internas y problemas ginecológicos y dermatológicos.

En este libro hablaré sobre en qué consiste la ventosaterapia, cómo funciona y cómo usar esta terapia para tratar las lesiones deportivas, el dolor en zonas específicas del cuerpo y diferentes enfermedades, incluidos los problemas digestivos y ginecológicos, las infecciones y los trastornos respiratorios, las afecciones en la piel y los problemas psicológicos o mentales, como el estrés y el insomnio. También abordaré los diferentes tipos de ventosa que hay, las técnicas de la ventosaterapia y su seguridad.

CAPÍTULO 1

¿QUÉ ES LA VENTOSATERAPIA?

La ventosaterapia es una terapia de la medicina tradicional china que se emplea desde hace más de 3000 años. Implica usar ventosas especiales para aplicar succión sobre la piel de una zona afectada. Se utilizan muchos métodos diferentes para crear el vacío dentro de la ventosa y provocar la succión, desde calentar la ventosa hasta emplear una bomba mecánica o simplemente la boca para succionar el aire. La presión negativa creada en la ventosa hace que la piel sea arrastrada hacia el interior de ésta. A continuación, la ventosa se deja en el sitio o bien se mueve por la piel para mejorar la circulación sanguínea de la zona, eliminar las toxinas del cuerpo, mejorar el bienestar general y ayudar a aliviar muchas dolencias diferentes, entre las que se incluyen el dolor, la inflamación, las infecciones y las picaduras de serpientes e insectos.

HISTORIA DE LA VENTOSATERAPIA

Si bien la terapia con ventosas se asocia generalmente a la medicina tradicional china, ha sido un elemento básico de la medicina popular en muchas regiones del mundo, incluidas Egipto, Oriente Medio, la India, la antigua Grecia y diversas zonas de África. Siguió siendo un tratamiento popular en Europa hasta principios del siglo xx, cuando perdió reconocimiento frente a la medicina convencional. De todos modos, la ventosaterapia todavía se utiliza ampliamente en muchas partes del mundo donde la medicina convencional no es tan accesible.

Se cree que la terapia con ventosas fue desarrollada por humanos prehistóricos que utilizaban técnicas sencillas, tales como usar la boca para succionar la sangre de una herida. Éste es un instinto natural, del mismo modo que te succionarías el dedo si te hubieses clavado una astilla o una espina. Más adelante, en vez de emplear la boca, los practicantes utilizaron ventosas. Lo más probable es que las primeras ventosas estuvieran hechas de cuerno de animal, por lo que la terapia con ventosas antaño se conocía a veces como «terapia con cuernos». Para crear la succión, el practicante succionaba el aire con la boca por la punta del cuerno. Algunas personas incluso utilizaban la cáscara de calabaza a modo de ventosa, de nuevo succionando el aire del interior de la calabaza a través de un agujero practicado en la parte superior para crear succión. Más adelante, se utilizaron otros materiales, como ventosas de bambú, de arcilla o de loza.

Una de las menciones más antiguas de la ventosaterapia aparece en el *Papiro Ebers*, un texto egipcio considerado el libro médico más antiguo, escrito hacia el año 1500 a. C. En él se menciona que la ventosaterapia se utilizaba para tratar prácticamente cualquier problema, como fiebre, dolor, vértigo, desequilibrios hormonales y pérdida de apetito, y ayudaba a acelerar la curación. Desde Egipto, es probable que las ventosas pasaran a la antigua Grecia. Hipócrates, a veces conocido como «el padre de la medicina moderna», utilizaba la terapia con ventosas para muchas enfermedades internas y estructurales. Él fue uno de los primeros médicos que creía que las enfermedades no se debían a causas sobrenaturales, sino que tenían un origen natural, como el mal tiempo, la geografía, la mala alimentación, el exceso de trabajo y las emociones. Dado que en aquella época los griegos se encontraban en la Edad del Bronce, las ventosas estaban fabricadas de este metal. En este momento concreto de la historia, la ventosaterapia era más importante en Grecia que en China.

En muchos países de Oriente Medio se recurre a la ventosaterapia para tratar la inflamación. En árabe, la ventosaterapia se conoce como *hejama* o *hijama*, que se puede traducir como «restaurar el tamaño básico» o «reducir el volumen». Mahoma, el fundador del islam, era conocido por ser un defensor de la terapia con ventosas e incluso la mencionaba en sus escritos. Mahoma escribió sobre las ubicaciones de las ventosas para tratar diferentes enfermedades relacionadas con el dolor. Otros textos médicos islámicos también describen el mejor momento para aplicar la ventosaterapia, qué comer o qué evitar comer antes o después de la terapia, y cómo diagnosticar según las marcas dejadas por las ventosas. La medicina tradicional iraní recurre a la ventosaterapia para eliminar el tejido cicatricial y mantiene la creencia de que limpia los órganos internos.

Entre los primeros textos chinos sobre ventosaterapia se incluyen:

- El primer registro sobre la terapia con ventosas se encontró en una tumba de la dinastía Han (206 a. C.-220 d. C.), en un libro titulado *Bo Shu*.
- El primer registro de las técnicas de la ventosaterapia se halló en el libro *Zouhou Fang*, escrito hacia el año 28 d. C.
- Las primeras descripciones del tratamiento para una enfermedad específica aparecen en un libro titulado *Weitaimiyao*, de 755 d. C., que describe el tratamiento de la tuberculosis con ventosas.
- Los cuernos animales utilizados como ventosas y para drenar pústulas de la piel aparecen mencionados por primera vez por Ge Hong (281-341 d. C.) en una obra titulada *Manual de prescripciones para emergencias*.
- Durante la dinastía Qing (1644-1911), Zhao Xueming escribió *Suplemento al resumen de la farmacopea herbal*, que trata del «Fuego-Jar Qi», o el uso del fuego para crear la succión para la ventosaterapia, y la sustitución del cuerno animal con ventosas de bambú, cerámica o vidrio. Este médico chino también escribió sobre la historia y el origen de los diferentes tipos de ventosaterapia, las distintas formas de ventosa y sus funciones y aplicaciones.

En la década de 1950, los médicos chinos y rusos investigaron mucho sobre la ventosaterapia, y esta terapia se integró en el tratamiento en los hospitales de toda China.

La ventosaterapia también fue una práctica común en Europa durante los siglos XIX y XX. El Royal Marsden Hospital de Londres tenía terapeutas a tiempo completo que aplicaban esta práctica y que a menudo eran doctores o cirujanos. En 1946, el famoso escritor George Orwell escribió un ensayo titulado «Cómo mueren los pobres», en el que describe la práctica de la ventosaterapia en un hospital parisino. Escribe:

> Primero el doctor extrajo de su valija negra una docena de vasitos como los de vino; el estudiante introducía una cerilla encendida dentro de cada vaso para extraer el aire, y lo aplicaba de golpe sobre la espalda o el pecho del hombre, y el vacío hacía subir una enorme ampolla amarilla. Sólo después de unos instantes pude comprender qué le estaban haciendo. Era algo llamado ventosaterapia, tratamiento que se puede ver en todos los viejos tratados de medicina...

Hacia la década de 1880, la ventosaterapia comenzó a dejar de practicarse en el mundo occidental debido a la falta de comprensión de cómo funcionaba el mecanismo, más que a la falta de resultados terapéuticos. Sin embargo, en estas últimas décadas la ventosaterapia ha vivido un resurgimiento y es una terapia practicada por diversos profesionales, incluidos los practicantes de la medicina tradicional china, los acupuntores, los masajistas, los fisioterapeutas, los quiroprácticos y algunos médicos. No existe un organismo regulador para la ventosaterapia, pero podría perfectamente incluirse en el ámbito de la práctica de muchas profesiones de la salud diferentes como un plus opcional si sus practicantes reciben formación adicional.

¿CÓMO FUNCIONA LA VENTOSATERAPIA?

La ventosaterapia incrementa la circulación sanguínea, alivia el dolor, elimina las toxinas del cuerpo y activa el sistema inmunitario. Pero ¿cómo lo hace? La succión crea una presión negativa en la ventosa, lo que provoca que el tejido blando de dentro del borde de la ventosa sea succionado hacia su interior. Para conseguir el equilibrio, la sangre también penetrará en la zona que hay debajo de la ventosa, que tendrá una concentración de sangre más baja que el área circundante.

AUMENTA LA CIRCULACIÓN SANGUÍNEA

Cuando la sangre es succionada hacia el área que se halla debajo de la ventosa, aumenta la circulación sanguínea local. Este aumento de la circulación sanguínea se extiende hacia la capa muscular, lo que contribuye a que las células de la zona se reparen más rápidamente. También incrementa la granulación y la angiogénesis durante la recuperación de las heridas, que consiste en la nueva formación del tejido conectivo y de los vasos sanguíneos. Esto puede ayudar a curar las lesiones de los tejidos blandos, aliviar la tensión muscular y calmar el dolor. De hecho, la ventosaterapia desplaza tanta sangre a la zona que los capilares se hinchan de tal forma que, finalmente, se rompen, provocando los característicos hematomas. La ruptura de los capilares causa sangrado y, por lo tanto, recuerda a la autohemoterapia, una terapia en la que se extrae la propia sangre y se vuelve a inyectar en el cuerpo. Se cree que la autohemoterapia estimula el sistema inmunitario, combate las enfermedades y tiene propiedades curativas.

ALIVIA EL DOLOR

La terapia con ventosas es bien conocida por mitigar el dolor. Esto podría deberse a que incrementa el umbral del dolor en la zona donde se aplica. Otro argumento sobre por qué reduce el dolor se basa en la teoría de la contrairritación, que sostiene que la incomodidad y el dolor en el lugar en el que se coloca la ventosa reducen el dolor en el lugar original. También se ha demostrado que la ventosaterapia activa los puntos de acupuntura, y ésta es bien conocida porque contribuye a paliar el dolor de diferentes maneras. En primer lugar, activa los nervios de pequeño diámetro en los músculos que envían impulsos a la médula espinal, donde se liberan neurotransmisores para bloquear los mensajes de dolor que llegan al cerebro. La acupuntura también activa la liberación de serotonina, cortisol y endorfinas tipo morfina, sustancias que alivian el dolor.

Al igual que la acupuntura, la ventosaterapia estimula las fibras A-beta mecanosensibles, que reducen el *input* de dolor, y activa las fibras C y A-delta, que inhiben el dolor. Asimismo, disminuye el dolor liberando las adherencias en los músculos o la fascia, el tejido conectivo que se encuentra entre la piel y los músculos. La terapia con ventosas levanta la fascia del músculo, lo que reduce la tensión y produce relajación muscular. Igualmente, calma el dolor llevando sangre a la piel y los músculos, al mismo tiempo que drena las sustancias de desecho, como el ácido láctico, de los músculos. La acumulación de ácido láctico provoca dolores y molestias musculares.

ELIMINA TOXINAS

Se ha demostrado que la ventosaterapia elimina la sangre impura de la zona afectada. Esta sangre contiene sustancias químicas inflamatorias, células alteradas, sangre coagulada, tejido cicatricial u otras sustancias que causan dolor e impiden la curación. El aumento de la circulación sanguínea en el área permite que las toxinas atrapadas en las capas de tejido blando suban hasta la superficie corporal. Los glóbulos blancos tienden a congregarse y a patrullar por la superficie corporal, justo debajo de la piel, por lo que, cuando las toxinas llegan a la superficie, las eliminan rápidamente.

Asimismo, se ha demostrado que la ventosaterapia también mejora el sistema inmunitario puesto que provoca una inflamación local. Las sustancias químicas inflamatorias atraen a los glóbulos blancos a la zona inflamada y activan el sistema del complemento, una parte del sistema inmunitario que mejora la capacidad de los anticuerpos y de los glóbulos blancos para eliminar los microbios y las células dañadas. Por otra parte, la ventosaterapia incrementa el nivel del factor de necrosis tumoral (TNF, del inglés *tumor necrosis factor*) y del interferón, proteínas de señalización que destruyen los patógenos y las células anormales del cuerpo.

Finalmente, la terapia con ventosas incrementa el flujo linfático. El sistema linfático forma parte del sistema inmunitario que ayuda al cuerpo a deshacerse de las toxinas, las sustancias de desecho y otros productos no deseados, y facilita que los glóbulos blancos circulen por todo el cuerpo.

VENTOSATERAPIA: MEDICINA TRADICIONAL CHINA Y APLICACIONES MODERNAS

Según la medicina tradicional china, la ventosaterapia mejora el qi y el flujo sanguíneo. En chino, *qi* o *chi* significa literalmente «respiración», «aire» o «gas». Sin embargo, también puede significar «energía» o «fuerza vital». En la filosofía china, el qi constituye todo el universo, tanto las cosas materiales como las inmateriales. Cuando el qi se junta, forma materia. De manera similar, los físicos modernos y la teoría de la relatividad se basan en la famosa ecuación de Einstein $E = mc^2$, que establece que la materia está hecha de energía.

En el cuerpo humano, se necesita el qi para que se lleven a cabo todas las funciones metabólicas. En la medicina moderna, el trifosfato de adenosina (ATP) es la molécula responsable de proporcionar la energía para todas las funciones metabólicas del cuerpo. En la medicina tradicional china, si el qi y la sangre no están obstruidos y fluyen libremente, entonces, no se producirá enfermedad ni dolor. En cambio, si el qi y el flujo sanguíneo se ralentizan o se obstruyen, aparecerá la enfermedad, y, sobre todo, el dolor.

Según la medicina moderna, los efectos del qi y de la sangre bloqueados son análogos a lo que ocurre cuando alguien se hace daño. A menudo, las heridas causan una hemorragia. Para detenerla, tenemos las plaquetas y los factores de coagulación que permiten que la sangre se coagule, evitando que el sangrado continúe y reparando la herida con tejido cicatricial. El coágulo de sangre y el tejido cicatricial evitan el movimiento de la sangre y a menudo causan dolor. La ventosaterapia resulta muy eficaz para tratar el dolor porque mueve el qi y la sangre. La succión extrae el qi y la sangre de las zonas circundantes al área afectada y, si se aplica el masaje con ventosa (*véase* la página 31), una técnica que consiste mover la ventosa por la zona, se puede desplazar más qi y más sangre, y en un área más amplia.

En la medicina tradicional china, se afirma que la ventosaterapia es capaz de eliminar factores patogénicos. Hay seis patógenos externos en la medicina tradicional china: Viento, Frío, Calor, Humedad, Sequedad y Verano-Calor. Estos patógenos invaden el cuerpo desde el ambiente externo. El principal patógeno es el Viento, porque penetra por los poros de la piel y arrastra a todos los demás patógenos al interior del cuerpo. Cuando éstos atacan, producen síntomas similares a las infecciones víricas o bacterianas de la medicina moderna.

Podemos utilizar la terapia con ventosas para sacar el Viento del cuerpo a través de la piel y de los poros, y arrastrar a los demás patógenos junto con él. La succión creada con la ventosaterapia atrae a la zona los fluidos linfáticos, la sangre fresca y los glóbulos blancos, lo que contribuye a eliminar los virus o las bacterias. El masaje con ventosa estimula el sistema linfático impulsando el líquido linfático a través de la linfa y expulsando del cuerpo los virus y las bacterias.

Los patógenos externos también pueden ser debidos al tiempo, al clima y las ubicaciones geográficas de donde vivimos. Un ejemplo típico es el clima húmedo que provoca dolor articular en las personas con artritis. En los climas fríos, los músculos se agarrotan y se contraen, lo que causa dolor. La terapia con ventosas elimina los patógenos de la humedad o del frío y alivia el dolor.

Se afirma que la ventosaterapia lleva el qi defensivo a la zona afectada. El qi defensivo es un tipo especial de qi del cuerpo que lo defiende frente a los patógenos. Es similar a los glóbulos blancos de la medicina moderna. El qi defensivo permanece cerca de la superficie de la piel para proteger al cuerpo contra los patógenos que intentan invadirlo desde el exterior. En la medicina moderna, se ha observado que los glóbulos blancos a menudo circulan justo por debajo de la piel para detectar la presencia de virus y bacterias invasoras. Así pues, al succionar los patógenos hacia la piel, la ventosaterapia arrastra los virus y las bacterias hacia donde se encuentran los glóbulos blancos esperando para atacar. Éstos también son los responsables de romper el tejido cicatricial o las adherencias que a menudo aparecen después de una herida o lesión y que provocan dolor.

Igualmente, la ventosaterapia regula la función de los órganos. Si un órgano está debilitado, al aplicar ventosaterapia suave alrededor de la zona de dicho órgano, se suministra sangre fresca y, con ella, los nutrientes necesarios para alimentar el órgano, ayudándolo así a que funcione de manera una más óptima. A veces, la función del órgano interno puede verse obstaculizada por patógenos que lo atacan. Entonces, la ventosaterapia los elimina del cuerpo y restaura la función del órgano.

CAPÍTULO 2

SET DE VENTOSAS

En el mercado se pueden encontrar muchos tipos diferentes de ventosas. Cada uno tiene sus propios materiales, técnicas de uso, aplicaciones, ventajas y desventajas. En este capítulo presentaré los tipos que hay, así como la forma en que se utilizan, cuándo se emplean y sus pros y contras.

VENTOSAS DE PLÁSTICO

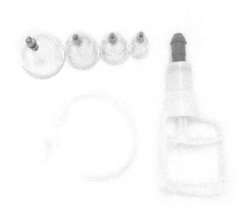

Las ventosas de plástico son de plástico transparente con una válvula en la parte superior. Normalmente, tienen un tubo de goma y una bomba manual. Para usarlas, fija un extremo del tubo de goma a la parte superior de la ventosa donde se encuentra la válvula y el otro extremo a la bomba manual. A continuación, tira de la bomba manual para succionar el aire de la ventosa. Cuanto más bombeo apliques, más succión crearás. Por lo general, bombear hasta la mitad crea una succión suave, un bombeo provoca una succión media y dos bombeos, una fuerte.

La bomba de mano hace que esta ventosa sea la más sencilla de controlar, ya que puedes verificar fácilmente la cantidad de succión. El tubo largo de goma te permite utilizar las ventosas contigo mismo, incluso en los lugares difíciles de alcanzar. Las ventosas de plástico son bastante versátiles y se pueden usar para todas las técnicas, excepto para el masaje con ventosa y, en algunos casos, para el sangrado con ventosas (*véase* la página 33 para conocer más a fondo estas técnicas). Estas ventosas no se pueden utilizar para la técnica de masaje con ventosa porque el borde de plástico de la ventosa es muy afilado, lo que dificulta deslizarla por encima de la piel sin causar dolor. Tampoco se deben emplear para la técnica del sangrado con ventosas porque la san-

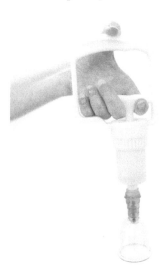

gre puede entrar en la válvula de la parte superior de la ventosa, que no se puede desinfectar correctamente; de todos modos, si las ventosas son para uso personal o cada persona tiene las suyas propias, es correcto utilizarlas para el sangrado con ventosas. Para limpiarlas, utiliza agua tibia con jabón y sumérgelas en una solución de lejía diluida.

VENTOSAS MAGNÉTICAS

Las ventosas magnéticas son de plástico con una punta magnética en el centro. En muchos sets, el imán se puede poner o quitar de la ventosa. Se utilizan sobre todo en los puntos de acupuntura, ya que el imán los activa. Se emplean exactamente del mismo modo que las de

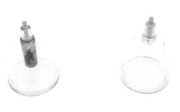

plástico. Las puntas metálicas evitan que las ventosas magnéticas se deslicen por la piel, ya que dichas puntas pueden arañar la piel, por lo que no se deben emplear para la técnica del masaje con ventosa. Las ventosas están diseñadas para permanecer en la piel y activar el punto de acupuntura, por lo tanto, no deben emplearse en la técnica de ventosa rápida (*véase* la página 32). Por lo general, las ventosas magnéticas no se utilizan para el sangrado con ventosas, ya que ello requeriría lavar los imanes con frecuencia. Tampoco en la ventosaterapia con aguja (*véase* la página 35) ni para la ventosaterapia con moxibustión (*véase* la página 37), ya que la punta imantada obstruye la aguja o la moxibustión. Para limpiar las ventosas, utiliza agua tibia con jabón y sumérgelas en una solución de lejía diluida.

VENTOSAS CON MECANISMO GIRATORIO

Las ventosas con mecanismo giratorio son de plástico, pero no requieren válvula ni bomba de mano. En vez de ello, tienen un rotor giratorio que expande el espacio del interior de la ventosa, tirando de la piel hacia arriba. Para utilizarlas, asegúrate de que el rotor esté en la posición más baja, ponlas sobre la piel y gira el rotor hacia arriba, creando succión y tirando de la piel hacia la ventosa. Son fáciles de usar y con ellas se ajusta la cantidad de succión necesaria. Si te las aplicas a ti mismo, sin embargo, no van tan bien como las de plástico (*véase* la página 21 o las de silicona (más abajo), ya que se necesitan ambas manos para manipularlas (resulta complicado girar el rotor con sólo una mano). No se pueden utilizar para la técnica de la ventosa rápida (*véa-*

se la página 32) porque llevaría demasiado tiempo colocarlas. Tampoco se emplean para el sangrado con ventosas, ya que también son difíciles de lavar, sobre todo si la sangre llega a la zona del rotor. No se deben usar para la ventosaterapia con aguja ni con moxibustión (*véanse* las páginas 35 y 36), ya que la punta imantada obstruye la aguja o la moxibustión. Para limpiarlas, utiliza agua tibia con jabón y sumérgelas en una solución de lejía diluida.

VENTOSAS DE SILICONA

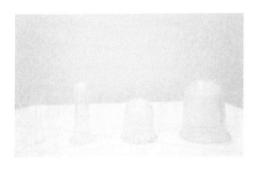

Hechas de un material de silicona opaca, son muy flexibles y se doblan y comprimen fácilmente. Para utilizarla, presiona la ventosa hacia abajo contra la piel, expulsando el aire que hay dentro. Cuando la sueltes, se creará una succión. Puedes controlar fácilmente la cantidad de succión ajustando la cantidad de presión (cuanto más la presiones, más fuerte será la succión). De todos modos, la succión de estas ventosas no es tan fuerte como la de los otros tipos. Resultan ideales para autoaplicarlas, pero para las personas con una flexibilidad reducida son algo más difíciles de manipular que las de plástico en las zonas del cuerpo como la espalda. No son adecuadas para el sangrado con ventosas, ya que debes utilizar alcohol para desinfectarlas, y éste daña la silicona. Se puede emplear agua tibia con jabón para limpiarlas, pero este método de limpieza no es suficiente para desinfectarlas. Tampoco se deben emplear para la ventosaterapia con aguja ni con moxibustión, ya que hay que presionar para provocar la succión, lo que obstruiría las agujas o la moxibustión.

VENTOSAS DE VIDRIO

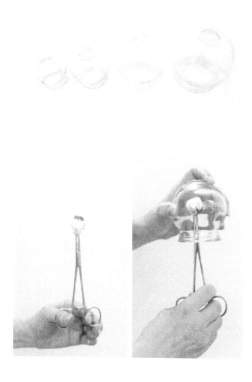

CUIDADO: No las utilices a menos que tengas la preparación suficiente.

Las ventosas de vidrio son las que la mayoría de la gente se imagina cuando piensa en la terapia con ventosas. Son las más utilizadas por los practicantes de la medicina tradicional china, aunque las de plástico son cada vez más populares. Para su empleo, primero sumerge una bola de algodón en alcohol al 95 o al 99 %. A continuación, sostén la bola de algodón empapada en alcohol con unas pinzas y enciéndela con un mechero o con una cerilla. Mete la bola de algodón encendida dentro de la ventosa de vidrio durante aproximadamente medio segundo y sácala, y coloca rápidamente la ventosa en la zona afectada. Debes colocar la ventosa rápidamente porque, de lo contrario, volverá a entrar aire en la ventosa, y se perderá el vacío. Esta técnica requiere práctica y puede resultar peligrosa si no se hace adecuadamente, ya que se utiliza fuego, por lo que este método sólo lo deberían emplear los profesionales cualificados. Cuanto más rato dejes el algodón encendido dentro de la ventosa, más fuerte será la succión. Ésta también se puede controlar utilizando un alcohol menos concentrado, como por ejemplo al 70 %, lo que provocará que el fuego sea más débil y cree menos succión. Las ventosas de vidrio son las que proporcionan mejor succión, por lo que las convierte en las más peligrosas. Si la succión es demasiado fuerte, puede causar ampollas en la piel. También son las más versátiles: puedes aplicar con ellas todas las técnicas excepto la ventosaterapia herbal. Además, son las más fáciles de limpiar a fondo y se desinfectan con alcohol, lejía, agua hirviendo o en un autoclave.

VENTOSAS DE BAMBÚ

CUIDADO: No las utilices a menos que tengas la preparación suficiente.

Hechas de bambú, estas ventosas son más tradicionales y rara vez se emplean hoy en día en el mundo occidental. Sin embargo, algunos profesionales especializados aún las usan. Al igual que las de vidrio, en las de bambú la succión se crea empapando una bola de algodón en alcohol y quemándola dentro de la ventosa. Un método más tradicional para crear succión consiste en prender fuego a un trozo de papel, ponerlo dentro de la ventosa y, a continuación, colocar la ventosa sobre la piel. De todos modos, este método es más peligroso y rara vez se emplea, ya que el fuego puede quemar el recipiente. Son las ventosas más difíciles de utilizar porque no son transparentes, por lo que no puedes ver cuánta succión has creado. Esto es problemático y potencialmente peligroso porque si creas demasiada succión y dejas las ventosas demasiado tiempo, pueden formarse ampollas en la piel, lo que no sólo resulta doloroso, sino que también deja cicatrices y provoca infecciones.

Éstas son las únicas ventosas que se pueden utilizar para la ventosaterapia herbal porque el bambú tiene poros diminutos con los que puede absorber las hierbas y, cuando se dejan las ventosas en la piel, las hierbas pueden difundir desde la ventosa a la piel y a todo el cuerpo. Este tipo de ventosas también crea una succión fuerte, igual que las de vidrio. Son menos versátiles que las de vidrio porque no se pueden utilizar para la técnica del sangrado con ventosas, ya que tienen poros por los que puede entrar la sangre, por lo que no se pueden desinfectar adecuadamente. Como ocurre con las de vidrio, son difíciles de aplicar a uno mismo, excepto en algunas zonas del cuerpo de fácil acceso.

CAPÍTULO 3

TÉCNICAS DE VENTOSATERAPIA

Hay muchas técnicas de ventosaterapia, cada una con sus propias aplicaciones y finalidades. Algunos tipos de ventosas son adecuados para algunas técnicas, pero no para otras.

VENTOSATERAPIA SUAVE

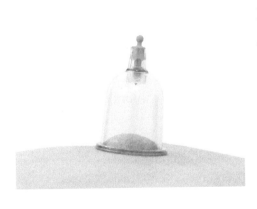

La ventosaterapia suave se puede practicar con cualquier tipo de ventosa. La succión es muy floja, hasta el punto de que la piel apenas es succionada dentro de la ventosa. Después de la aplicación, aparecerá una ligera coloración rosada en la piel. La ventosa no debería dejar grandes hematomas ni ningún otro tipo de marcas en la piel. Si quedan marcas, deberían desaparecer en unos minutos o en un par de días como máximo. Esta técnica nutre el cuerpo si está agotado. No sirve para eliminar las toxinas o el tejido cicatricial. También puede mejorar la función de los órganos debilitados aportando más nutrientes y flujo sanguíneo al órgano para ayudarlo a que funcione mejor.

Esta técnica es adecuada para los niños, las personas de edad avanzada y las debilitadas o que sufren una enfermedad prolongada. La succión fuerte tiende a drenar el cuerpo, lo que consume energía y recursos para recuperarse de la terapia con ventosas; en cambio, la ventosaterapia suave estimula el cuerpo, ayudándolo a regular el flujo de sangre y de energía, a llevar nutrientes a la zona afectada.

Si utilizas ventosas de plástico o magnéticas, bombea sólo una vez; incluso bombear hasta la mitad servirá siempre que las ventosas permanezcan en el cuerpo. En el caso de las ventosas con mecanismo giratorio, gira hasta que la ventosa tenga una succión suave, la suficiente para adherirse al cuerpo. Si trabajas con las de silicona, presiónalas ligeramente, sólo hasta crear una ligera succión en la piel. Para las ventosas de vidrio y de bambú, sólo deja medio segundo el algodón encendido en su interior antes de poner la ventosa en el cuerpo. Se pueden utilizar concentraciones más bajas de alcohol para crear una succión más débil. También puedes transferir lentamente la ventosa desde el fuego hasta la piel, lo que permite que entre más aire en su interior. Para cualquier tipo de ventosa, si la succión es demasiado fuerte, puedes levantar lentamente un borde de la ventosa mientras presionas con suavidad la piel con un dedo, lo que permite que entre un poco de aire dentro de la ventosa para reducir la succión. Deja las ventosas en la piel entre 20 y 30 minutos, revisándolas cada 10 minutos para evitar la aparición de ampollas.

VENTOSATERAPIA MEDIA

La ventosaterapia media es una versión más intensa de la ventosaterapia suave y una más débil de la ventosaterapia fuerte. Dado que es más intensa que la suave, la piel penetrará más en el interior de la ventosa, provocando marcas más oscuras que pueden ser de color rojo oscuro o incluso púrpura claro. Es el método de ventosaterapia más utilizado,

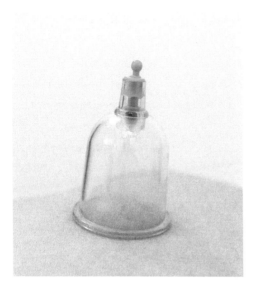

ya que funciona para casi todas las dolencias. Se emplea para eliminar patógenos, hacer desaparecer el dolor, nutrir el cuerpo y mejorar la función de los órganos. Incluso se puede aplicar a alguien con una constitución débil si se utilizan pocas ventosas o si éstas se dejan colocadas durante menos tiempo para drenar menos el cuerpo. Esta técnica resulta más adecuada para aliviar el dolor que la ventosaterapia suave, ya que se aplica una succión más fuerte. Es menos intensa que la ventosaterapia fuerte y, por lo tanto, más segura. Por lo general, no se aplica en la cara, ya que puede dejar hematomas.

Si utilizas ventosas de plástico o magnéticas, bombea sólo una vez para crear una succión media. Si empleas ventosas con mecanismo giratorio, gira hasta que la ventosa tenga una succión moderada, unos tres o cuatro giros del rotor. En el caso de las de silicona, presiónalas aproximadamente hasta la mitad para crear una succión media. Si usas ventosas de vidrio o de bambú, sólo deja medio segundo el algodón encendido en su interior antes de poner la ventosa en el cuerpo. Puedes utilizar alcohol al 95 o al 99 % para crear una succión media. Para cualquier tipo de ventosa, si la succión es demasiado fuerte, levanta lentamente un borde de la ventosa mientras presionas con suavidad la piel con un dedo, esto permitirá que entre un poco de aire dentro de la ventosa para reducir la succión. Deja las ventosas en la piel entre 15 y 20 minutos, revisándolas cada 10 minutos para evitar la aparición de ampollas.

VENTOSATERAPIA FUERTE

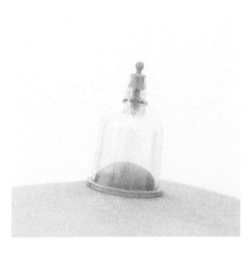

La ventosaterapia se puede aplicar con cualquier tipo de ventosa. Cuando recurres a ella, la piel es succionada profundamente dentro de la ventosa y se vuelve bastante roja casi al instante. La ventosa puede dejar hematomas de color rojo intenso o púrpura oscuro, que pueden tardar unos días o incluso unas pocas semanas en desaparecer. Esta técnica es adecuada para eliminar toxinas o tejido cicatricial. Resulta bastante agotadora para el cuerpo, por lo que necesitará tiempo para recuperarse y deshacerse de las toxinas acumuladas en él. Es una técnica adecuada para las lesiones o el dolor agudo repentino, el dolor punzante que se da en una zona más pequeña y de intensidad media o fuerte. No es una técnica adecuada para utilizar con los niños, las personas de edad avanzada o con poca salud ni en las enfermedades crónicas, ya que es demasiado intensa y agotará el cuerpo.

Si utilizas ventosas de plástico o magnéticas, bombea dos o tres veces para asegurarte de que la piel es succionada unos dos centímetros. Si usas ventosas con mecanismo giratorio, gira hasta que la piel sea succionada unos dos centímetros. En el caso de las de silicona, presiónalas hasta el fondo, de modo que, cuando las sueltes, succione la piel con fuerza. Si utilizas ventosas de vidrio o de bambú, deja el algodón encendido en su interior un segundo antes de poner la ventosa en el cuerpo. Debes transferir la ventosa rápidamente del fuego a la piel para evitar que entre aire en la ventosa y poder mantener así una succión fuerte. Para cualquier tipo de ventosa, si la succión es demasiado fuerte, retírala y aplícala de nuevo. Deja las ventosas en la piel entre 10 y 15 minutos.

MASAJE CON VENTOSAS

El masaje con ventosas se hace deslizando la ventosa una vez se ha colocado en el cuerpo. Utiliza una ventosa a la vez y extiende aceite en la zona antes de colocarla para facilitar que se deslice por la piel. Emplea el masaje con ventosas solo o bien con la ventosaterapia suave, media o fuerte. Por lo general, la mejor succión para hacer un masaje con ventosas es la media. Si es demasiado débil, cuando intentes mover la ventosa se despegará con facilidad; en cambio, si es demasiado fuerte, no se deslizará o bien resultará muy doloroso para la persona que recibe la terapia. Para deslizar la ventosa más fácilmente, levanta un poco el borde anterior, pero no tanto como para que el aire penetre en la ventosa. Las ventosas se mueven a lo largo de los canales de acupuntura o a lo largo de los músculos. Intenta no pasar por encima de zonas huesudas, ya que puede resultar doloroso o desagradable, y es más fácil que la ventosa se desprenda. El masaje con ventosas no suele dejar hematomas, pero es más probable que cause equimosis (manchas o puntos de color rojo o púrpura que aparecen debajo de la piel). Desliza la ventosa por la misma zona durante dos o tres minutos, o hasta que la zona esté saturada con equimosis.

El masaje con ventosas es especialmente adecuado para combatir el dolor porque ayuda a liberar la fascia. Ésta puede tensarse, provocando agarrotamiento y dolor, adherencias o contracturas, que también causan dolor. El masaje con ventosas resulta muy adecuado para mover el qi y la sangre. Presionar la ventosa mientras la desplazas para masajear la zona al mismo tiempo también ayudará a mover mejor el qi y la sangre, y se percibe de una manera similar a un masaje. La velocidad a la que mueves la ventosa depende de la condición de la persona: si es fuerte o tiene un dolor agudo, se puede aplicar una velocidad más rápida y una presión más fuerte para dispersar más el dolor; en cambio, si éste no es tan intenso, como por ejemplo unas simples molestias, la velocidad será más lenta y se aplicará una menor presión. No utilices el masaje con ventosas en personas muy débiles, ya que esta técnica consume mucho qi y mucha sangre, y puede vaciar el cuerpo. De todos modos, un masaje suave con ventosa nutre el cuerpo y estimula la función de los órganos, lo que a su vez puede ser beneficioso para aquellas personas que están débiles.

El masaje con ventosas se puede realizar con prácticamente cualquier tipo de ventosa, pero con las de vidrio o de silicona resulta más fácil. Las de plástico tienen bordes más afilados, lo que dificulta su deslizamiento.

VENTOSA RÁPIDA

La técnica de la ventosa rápida consiste en poner la ventosa, inducir la succión y retirarla inmediatamente. Por lo general, se hace de manera repetida durante dos y cinco minutos por cada zona. Dado que las ventosas se retiran de inmediato, no provoca muchos moratones. La zona donde se aplica sólo se enrojecerá y quizás aparezca una ligera equimosis. Esta técnica se utiliza para eliminar las toxinas del cuerpo, así como para hacer que el dolor desaparezca. Resulta conveniente para cualquier tipo de dolor, sobre todo el causado por el frío o la humedad, o por cambios en el tiempo; también funciona en el caso de resfriados u otras infecciones, ya que succiona los patógenos y los expulsa por los poros.

Asimismo, incrementa la circulación sanguínea, lo que puede ayudar a la curación aportando nutrientes a los músculos y eliminando sustancias de desecho. Desplaza el qi y la sangre a la zona, aliviando el dolor causado por el estancamiento del qi y de la sangre. También se utiliza una técnica suave de ventosa rápida para nutrir el cuerpo, ya que aporta sangre fresca y nutrientes a los órganos, ayudando así a que trabajen mejor. Si aplicas la ventosaterapia con una bola de algodón, la ventosa se calentará poco a poco. Cámbiala cuando empiece a estar demasiado caliente para evitar que se queme. Además, cuanto más caliente esté la ventosa, menos succión creará. Para evitar que se caliente tan rápidamente, acerca la bola de algodón al espacio vacío de la ventosa, lejos de la propia ventosa.

SANGRADO CON VENTOSAS

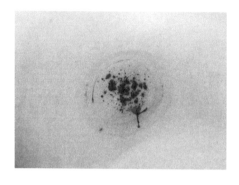

Como su nombre indica, el sangrado con ventosas hace sangrar el área afectada. Para conseguirlo, limpia la zona con una gasa empapada en alcohol al 70 %, deja secar, perfora la piel con una lanceta unas cuantas veces y pon una ventosa en la zona. El vacío provocará que la sangre salga por la piel perforada. Deja la ventosa colocada unos 10 minutos. Antes de retirarla, ponte unos guantes de látex o de nitrilo para protegerte de los patógenos de la sangre. Ten también algunas bolas de algodón o unas gasas preparadas para presionar contra la ventosa cuando la levantes, porque puede salpicar sangre si no cubres la abertura. Limpia la sangre de la piel y de la zona con alcohol al 70 %. Utiliza una gasa estéril nueva para vendar la herida.

Con esta técnica no aparecerán muchos hematomas, ya que la sangre se escapa durante la terapia con ventosas en vez de acumularse debajo de la piel. De todos modos, sí pueden formarse algunos hematomas de color rojizo o morado.

El sangrado con ventosas resulta muy adecuado para tratar el dolor, en especial el crónico o recurrente, así como el agudo. El sangrado elimina la sangre estancada que se forma cuando el cuerpo trata de reparar una lesión formando coágulos en la zona. Por lo general, la sangre coagulada va desapareciendo a medida que los glóbulos blancos la degradan, pero a veces el coágulo es demasiado grande y, entonces, se forman adherencias en la zona. Estas adherencias y la sangre estancada provocan dolor. El sangrado elimina este estancamiento (o estasis) y aporta sangre fresca a la zona, así como glóbulos blancos que degradan las adherencias.

El sangrado con ventosas también es excelente para tratar el dolor inflamatorio, el enrojecimiento y la hinchazón causados por las sustancias químicas inflamatorias liberadas por las células del cuerpo durante la inflamación para atraer glóbulos blancos a la zona. Mediante el sangrado, se eliminan estas sustancias químicas inflamatorias y el calor resultantes de la inflamación. También es una excelente manera de bajar la fiebre muy rápidamente, ya que ésta también está causada por sustancias químicas inflamatorias.

Esta técnica reduce la tensión sanguínea y se puede aplicar para tratar la hipertensión arterial. A menudo, el sangrado con ventosas disminuye la tensión arterial en 20 o 30 puntos a los 10 minutos, dependiendo de cuánta sangre hayas extraído. Pero ten cuidado con las personas que tengan la tensión baja, ya que los desvanecimientos también son un efecto secundario.

Cuando se emplea esta técnica, hay un riesgo importante de que se produzca una infección, ya que se perfora la barrera de la piel para inducir el sangrado. Por lo tanto, ten mucho cuidado de desinfectar la zona antes y después de hacer un sangrado para evitar la infección, sobre todo si tú o la persona a la que le aplicas la técnica estáis inmunodeprimidos o bien enfermáis u padecéis infecciones con frecuencia. No utilices esta técnica con personas que tengan un trastorno hemorrágico o de coagulación de la sangre, o que tomen medicamentos anticoagulantes. El sangrado también puede agotar el cuerpo, por lo que puede no ser adecuado para personas de constitución débil. Algunas personas también pueden desmayarse cuando ven sangre, así que evítalo si alguien tiene este problema.

Por lo general, en el sangrado con ventosas sólo se utilizan las de vidrio, ya que es el único material que se limpia de manera adecuada para su uso compartido sin que resulte dañado. Para limpiar las ventosas después del sangrado con ventosas, limpia la sangre de las ventosas con una gasa, un pañuelo de papel o algodón, y luego enjuágalas con agua caliente. A continuación, límpialas con alcohol al 70 % y lávalas con agua tibia y jabón. Seguidamente, déjalas sumergidas en una solución de lejía diluida durante toda la noche y enjuágalas de nuevo. Las ventosas de plástico o de silicona pueden dañarse con el alcohol, el agua hirviendo o la lejía, por lo que no suelen utilizarse para la técnica del sangrado con ventosas. De todos modos, si no las vas a compartir con nadie más, puedes utilizar las ventosas con mecanismo giratorio, las de plástico o las de silicona, y agua tibia y jabón para limpiarlas y lavarlas. Las de bambú no son adecuadas para esta técnica porque tienen poros que pueden retener la sangre, lo que hace que sean imposibles de limpiar.

VENTOSATERAPIA CON AGUJA

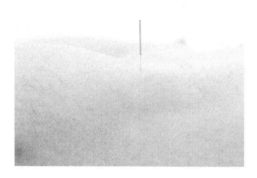

CUIDADO: No la apliques sin la suficiente preparación en acupuntura.

La ventosaterapia con aguja es la misma técnica que la ventosaterapia suave o media con el añadido de la acupuntura. Para emplear esta técnica, debes conocer las localizaciones de los puntos de acupuntura, así como tener experiencia en la colocación de las agujas. Empieza clavando la aguja en un punto de acupuntura y, a continuación, coloca una ventosa encima de la zona dejando la aguja. Por lo general, en esta técnica sólo se utiliza una succión débil o media, ya que una fuerte provoca que la aguja se salga del cuerpo. Por otro lado, también puede suceder lo contrario: una succión fuerte puede hacer que la cabeza de la aguja golpee la parte superior de la ventosa y se clave más profundamente en el cuerpo, lo que puede ser muy peligroso. Deja las ventosas entre 15 y 20 minutos para que la acupuntura funcione. Las marcas de hematoma que aparecen serán similares a las que se forman con la ventosaterapia suave o media.

Esta técnica se utiliza para potenciar el tratamiento de acupuntura llevando el qi y la sangre hasta el punto de acupuntura. Es útil en casos de resfriado, gripe u otros tipos de infección, ya que la terapia con ventosas arrastra los patógenos hasta la superficie mientras las agujas ayudan al cuerpo a deshacerse de ellos. También se emplea para mitigar el dolor, porque tanto la acupuntura como la ventosaterapia mejoran la circulación sanguínea y eliminan el dolor, por lo que tienen un efecto sinérgico. La ventosaterapia con aguja y la acupuntura son métodos complementarios que mejoran la función de los órganos.

Esta técnica no se utiliza muy a menudo. Dado que se aplica la acupuntura y la ventosaterapia al mismo tiempo, las posibilidades de desmayarse son mayores que con cualquiera de los dos métodos por sí solos, por lo que asegúrate de que el receptor de la terapia tenga cerca algo ligero para comer antes de aplicársela. Esta terapia también aumenta las posibilidades de que el punto de acupuntura sangre o se magulle, ya que se desplaza más sangre hacia la zona. Si el punto sangra, detén el sangrado con un poco de algodón después de retirar la aguja.

Utiliza una ventosa más alta que se ajuste a la parte superior de la aguja sin tocarla. Las ventosas con mecanismo giratorio, las magnéticas y las de silicona obstruirán la aguja y, por lo tanto, no se pueden utilizar en la técnica de la ventosaterapia con aguja.

VENTOSATERAPIA CON MOXIBUSTIÓN

CUIDADO: No la apliques sin la adecuada preparación en moxibustión.

La ventosaterapia con moxibustión es la misma técnica que la ventosaterapia suave o media, con el añadido de la moxibustión. Se trata de una terapia utilizada en la medicina tradicional china en la que una moxa hecha de artemisa seca se quema directa o indirectamente sobre la piel. Debes tener conocimientos en moxibustión para aplicar este método porque, si no lo conoces bien, hay muchas posibilidades de que provoques quemaduras en la piel. Para realizar esta técnica, pon el cono de moxa en el punto en que quieres colocar la ventosa y, a continuación, enciende la moxa. Con la moxa prendida, pon una ventosa

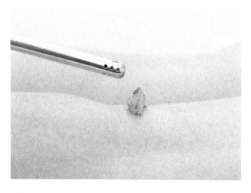

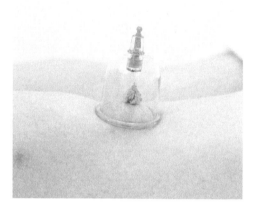

encima de ella. Utiliza una succión suave o media; la ventosaterapia fuerte puede hacer que el cono de moxa se vuelque, lo que provocará una quemadura. Una succión fuerte también reduce el nivel de oxígeno que hay en el interior de la ventosa, hasta el punto de apagarse la moxa. Deja la ventosa colocada unos cinco minutos o hasta que la zona esté demasiado caliente como para soportarlo. Sólo se debe poner una ventosa al mismo tiempo porque hay que prestar especial atención a cuánta moxa se ha quemado y, si la moxa está demasiado caliente, se debe reaccionar rápidamente para retirar la ventosa y apagar la moxa. Ésta se apaga humedeciendo los dedos en agua y pellizcando la moxa. Si utilizas más de una moxa y de una ventosa a la vez, es muy posible que no puedas controlarlas todas o no veas que alguna moxa está quemando al paciente. Una reacción lenta a la hora de apagar la moxa provocará una quemadura. Si el paciente se ha quemado, pon agua fría en la zona y aplica un poco de crema para quemaduras. A veces, la quemadura puede causar una ampolla. Consulta los efectos secundarios (página 41) para saber cómo tratar las ampollas.

La moxa se utiliza en la medicina tradicional china para el tratamiento de la mayoría de los dolores. Se dice que la artemisa es muy eficaz para mover el qi y la sangre, así como para aliviar el dolor. Es especialmente útil para tratar el dolor que se siente frío al tacto, que empeora con el frío o que se siente mejor con el calor, ya que la moxa es caliente cuando arde. Además de mover el qi y la sangre, este efecto de calentamiento también dilata los vasos sanguíneos de la zona, aumentando la circulación sanguínea. Asimismo, la moxa resulta adecuada para librarse de determinados tipos de infecciones agudas, en especial de aquellas en las que se sienten escalofríos. Nutre el cuerpo y mejora la función de los órganos; de hecho, es el método más utilizado para tonificar el cuerpo en acupuntura y, por lo tanto, es útil en las personas con una constitución débil.

Las ventosas de vidrio son las mejores, ya que éste no se quemará y podrás ver cuánta moxa se ha quemado y, así, evitarás que se queme la piel. Las de bambú también se pueden utilizar, pero como no puedes ver a través de ellas, hay muchas posibilidades de que se produzcan quemaduras. Aunque son transparentes, las de plástico se derretirán si la moxa está demasiado cerca. Puedes usar las de plástico para la ventosaterapia con moxibustión si utilizas una ventosa más grande. Las de mecanismo giratorio, las de silicona y las magnéticas obstruirán el cono de moxa y, por consiguiente, no son adecuadas para la ventosaterapia con moxibustión.

VENTOSATERAPIA HERBAL

CUIDADO: No la apliques a menos que tengas preparación de las terapias herbales y con ventosas de bambú.

La ventosaterapia herbal consiste en empapar las ventosas de bambú en una decocción herbal caliente antes de aplicarlas a la piel. Los poros que hay en el interior de las ventosas de bambú absorberán la decocción herbal y la piel absorberá los ingredientes activos mientras la ventosa permanezca en el cuerpo. Las decocciones herbales variarán dependiendo del problema del paciente: si tiene dolor, se usan hierbas que lo alivien; si padece una infección, se usan hierbas que maten a los patógenos; si está débil y necesita nutrirse, se emplean hierbas que mejoren la función de los órganos. Las hierbas aumentarán los efectos de la ventosaterapia. Se puede aplicar cualquier intensidad de la terapia con ventosas (suave, media o fuerte) en función de la condición del receptor de la terapia. Las ventosas se mantienen durante unos 20 minutos para que el cuerpo pueda absorber las hierbas. Los hematomas causados por las ventosas dependerán de la cantidad de succión aplicada. Es imprescindible una preparación adecuada con las ventosas de bambú, ya que son las más difíciles de utilizar y pueden provocar la mayoría de los efectos secundarios si la succión es demasiado fuerte.

VENTOSATERAPIA CON AGUA

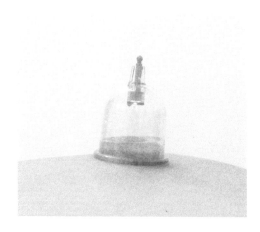

La ventosaterapia con agua consiste en añadir un poco de agua a las ventosas antes de aplicarlas al cuerpo. Las ventosas tienen que colocarse rápidamente para evitar derramar el agua, lo que puede requerir cierta práctica. A continuación, se aplica succión (suave, media o fuerte) a las ventosas. Déjalas entre 15 y 20 minutos antes de retirarlas. Cuando las retires, asegúrate de tener preparada una toalla seca, ya que el agua se derramará al quitarlas. Es mejor levantar sólo un lado de la ventosa y, a continuación, presionar la toalla contra el mismo lado para que absorba toda el agua. Las marcas de los hematomas causados por esta técnica suelen ser leves y, por lo general, sólo se producirá algo de enrojecimiento.

Como es una excelente manera de enfriar el cuerpo muy rápidamente, la ventosaterapia con agua va bien para tratar el dolor que se siente mejor con el frío, como el dolor inflamatorio que se manifiesta con enrojecimiento e hinchazón, y que se nota caliente al tacto. También resulta útil para bajar rápidamente la fiebre, ya que el agua enfriará el cuerpo. Asimismo, se puede aplicar para enfriar a alguien que tiene mucho calor en el cuerpo. Señales de esto es tener calor siempre, tener tendencia a beber agua fría y producir mucho sudor graso o maloliente. No utilices esta técnica con pacientes de constitución más fría, ya que se pueden enfriar aún más. La ventosaterapia con agua se utiliza en aquellas personas que están muy secas, con síntomas como piel, garganta y pelo secos, y estreñimiento. El agua se absorbe a través de la piel para ayudar a complementar la falta de agua en el organismo.

CAPITULO 4

SEGURIDAD

Por lo general, la ventosaterapia es muy segura y la posibilidad de que aparezcan efectos secundarios es muy baja. Según una revisión sistemática de 550 estudios clínicos sobre ventosaterapia publicada en el *Journal of Traditional Chinese Medical Sciences*, sólo se reportó una reacción adversa en un caso, aunque los estudios clínicos únicamente se llevaron a cabo con profesionales capacitados. De todos modos, con la excepción del empleo de las ventosas de vidrio o de bambú y algunas de las técnicas más especializadas descritas en el capítulo anterior, la ventosaterapia es bastante sencilla de utilizar, incluso para las personas que no están entrenadas. Muchas culturas la consideran un remedio casero, que se transmite de generación en generación. Gracias a la invención de las ventosas de plástico y de silicona, muy fáciles de usar, la ventosaterapia se ha vuelto accesible a todo el mundo.

EFECTOS SECUNDARIOS

El efecto secundario más común son las marcas de los hematomas que dejan las ventosas. Sin embargo, se trata de un efecto deseado de esta terapia, ya que indica que las toxinas están siendo eliminadas y, por lo tanto, no se considera un efecto secundario. Las marcas de los hematomas pueden volverse de color rojo o incluso púrpura, lo cual sigue siendo normal, siempre que el hematoma no sea de color morado oscuro o negro, esto indica que se ha dejado la ventosa demasiado tiempo colocada o que la succión ha sido demasiado fuerte. Para evitarlo, no dejes nunca las ventosas más de 20 minutos y compruébalas cada cinco minutos por si debes quitarlas antes porque aparecen hematomas. Como cualquier otro hematoma, es normal que los de las ventosas duelan un poco o sean sensibles.

Si las ventosas se dejan demasiado tiempo o si la succión es demasiado fuerte, se pueden formar ampollas. Si ves que se forma una ampolla, retira las ventosas inmediatamente. Si la ampolla es grande, desinféctala, así como el área circundante con al alcohol al 70 %. Esteriliza una aguja de coser con alcohol al 70 %, agua hirviendo o una llama, y utilízala para hacer un par de agujeros en la ampolla. Con una gasa estéril, presiona sobre la ampolla y drénala. Vuelve a desinfectar la ampolla y cúbrela con una gasa estéril nueva. Busca atención médica de inmediato. Con el tiempo, las ampollas pequeñas se reabsorberán.

La terapia con ventosas también conlleva un riesgo de desmayo. Este tipo de terapia es relajante y disminuye la tensión arterial. Si éste cae demasiado, puede provocar desvanecimiento. Entre los signos del desvanecimiento se incluyen las náuseas, los sudores fríos, el aturdimiento, los mareos, las extremidades frías o la sensación de frío. En la autoterapia, si notas signos de desvanecimiento durante el tratamiento, retira inmediatamente las ventosas, túmbate con los pies levantados, tápate con una manta y bebe un poco de agua tibia o caliente. Comer o beber algo azucarado, como por ejemplo un caramelo o un zumo de fruta, también puede ayudar. Para evitar desmayos, toma un pequeño tentempié antes de realizarte la terapia con ventosas. No es bueno comer demasiado. No te debes aplicar ventosaterapia si te sientes cansado. Si estás débil, no deberías utilizar la ventosaterapia fuerte, ya que esta técnica aumenta las posibilidades de que se produzca un desvanecimiento.

Las posibilidades de desvanecimiento también aumentan a causa del nerviosismo, por lo que la persona que recibirá el tratamiento debe estar tranquila y relajada antes de someterse a la terapia con ventosas.

Durante la ventosaterapia no debería sentirse dolor. A veces, aparece dolor si los músculos están muy agarrotados o si ya hay mucho dolor previo en la zona. En ese caso, no apliques una succión fuerte, sino únicamente la necesaria para manipular sin causar dolor. Si notas dolor al aplicar las ventosas, significa que la succión es demasiado fuerte; en este caso, puedes levantar un poco un borde de la ventosa para dejar que entre algo de aire y reducir el vacío. Como alternativa, puedes quitar la ventosa y volver a colocarla. Una excepción es el masaje con ventosas, ya que se espera que produzca algo de dolor. Para reducirlo, aplica aceite en la zona en la que quieres hacer el masaje con ventosas; hacerlo más lentamente también puede reducir el dolor.

PRECAUCIONES Y CONTRAINDICACIONES

Hay que tener cuidado con las personas débiles o con una mala constitución, ya que son más susceptibles a desmayarse. Para evitarlo, en estos pacientes se debe aplicar menos succión. Al hacer un masaje con ventosas, éstas se deben mover de una manera suave y delicada.

También se tendrá cuidado con las mujeres embarazadas. En este caso, no apliques ningún tipo de ventosaterapia en el abdomen, la zona dorsal, la lumbar o el sacro. Asimismo, algunos puntos de acupuntura están contraindicados durante el embarazo. En caso de duda, es mejor no aplicar ventosas a mujeres embarazadas. La ventosaterapia debe aplicarse con precaución en el caso de una mujer que está menstruando, ya que puede prolongar su menstruación. Espera a que se acabe la menstruación antes de utilizar la ventosaterapia.

La terapia con ventosas no se debe aplicar en los siguientes casos:
• En zonas donde hay arterias principales o donde se nota el pulso.
• En zonas con edema.
• En zonas con trastornos epidérmicos o con heridas abiertas, tales como quemaduras solares, rasguños, cortes, etc.

- Sobre articulaciones cubiertas por poco músculo (el codo o la rodilla).
- Sobre coágulos sanguíneos, como por ejemplo la trombosis venosa profunda, ya que liberar el coágulo sanguíneo puede ser peligroso.
- Sobre huesos rotos o fisurados.
- Sobre tumores cancerígenos, fibromas, quistes u otros nódulos.
- Si la persona tiene mucha fiebre.
- Si la persona tiene convulsiones o espasmos musculares.
- Si la persona tiene un trastorno hemorrágico o está tomando anticoagulantes.
- En los pezones o en cualquier orificio del cuerpo (por ejemplo, los ojos, la boca, el ano).

Si no tienes conocimientos para utilizar la llama para inducir el vacío, no lo intentes. Si por el contrario sabes cómo hacerlo, ten cuidado de no quemar a los pacientes. Siempre ten un extintor en la habitación. No empapes el algodón con demasiado alcohol: sólo tiene que estar todo él humedecido. No vistas ropa holgada, ya que puede prender. Recógete el pelo largo, porque puede quemarse. También comprueba que no haya objetos inflamables cerca. Utiliza un bol con agua para apagar el algodón en vez de hacerlo soplando. No te desplaces por la habitación con el algodón encendido, por lo que debes asegurarte de tener cerca todo lo que necesitas. No manipules el algodón encendido encima del cuerpo del paciente. Si se produce una quemadura, desinfecta la zona y véndala con una gasa estéril, y acude al hospital.

El sangrado con ventosas conlleva un mayor riesgo de infección, ya que se perfora la barrera de la piel para inducir el sangrado. Por lo tanto, hay que tener mucho cuidado de desinfectar antes y después del sangrado para evitar la infección. Cuando apliques el sangrado con ventosas, ponte guantes para protegerte de las infecciones transmitidas por la sangre. Limpia la zona con alcohol al 70 % y deja que se evapore antes de perforar la piel. Después del sangrado con ventosas, limpia la zona con una gasa estéril y luego vuelve a limpiarla con alcohol al 70 %. Coloca en la zona otra gasa estéril.

LIMPIEZA Y DESINFECCIÓN

Puedes limpiar las ventosas que no se utilizan para el sangrado con ventosas o para la ventosaterapia con aguja y únicamente tocan la piel intacta (es decir, piel sin cortes ni rasguños) con agua tibia y jabón. Dado que no estarán en contacto con la sangre, no es necesario desinfectarlas.

En cambio, si las ventosas se aplican después de clavar agujas o si hay algún corte en la piel, debes desinfectarlas. Limpia las ventosas con un paño empapado en una solución de alcohol al 70 %. Limpia las ventosas con agua tibia y jabón. Sumerge 20 minutos las ventosas en una solución con lejía diluida, utilizando una concentración al 1:50 y, a continuación, enjuaga las ventosas.

Si utilizas las ventosas para el sangrado con ventosas, enjuágalas con agua caliente y, seguidamente, límpialas con alcohol al 70 %. Limpia luego con agua caliente y jabón. Déjalas sumergidas toda la noche en una solución con lejía diluida, utilizando una concentración al 1:50; enjuágalas al día siguiente.

No debes utilizar alcohol con las ventosas de plástico o de silicona, ya que puede deteriorar el material muy rápidamente, por lo que es mejor no usarlas para el sangrado con ventosas. Si no se comparten entre varias personas, pueden limpiarse con agua tibia y jabón.

CAPÍTULO 5

TRATAMIENTO DE LAS LESIONES DEPORTIVAS Y GESTIÓN DEL DOLOR

La ventosaterapia es conocida sobre todo para el tratamiento del dolor. De hecho, según el *Journal of Traditional Chinese Medical Sciences*, se ha descubierto que la terapia con ventosas, ya sea sola o combinada con otras formas de terapia, resulta más eficaz que la medicación u otras intervenciones solas para tratar muchos tipos de dolor. El motivo principal por el que tiene tanto éxito en el tratamiento del dolor en comparación con los fármacos es que la mayor parte de éstos simplemente enmascaran el dolor y no solucionan el problema subyacente. La ventosaterapia, sin embargo, no sólo puede ayudar a eliminar el dolor, sino que también ayuda al cuerpo a repararse, abordando el problema subyacente que provoca el dolor, ya sea una lesión, una contractura, una adherencia, etc.

En «¿Cómo funciona la ventosaterapia?» (página 14), he descrito muchos motivos por los cuales puede aliviar el dolor y acelerar la curación. La terapia con ventosas también puede aliviar la tensión muscular, ayudar a liberar la fascia y deshacer adherencias y contracturas. El masaje con ventosas y la ventosa rápida son técnicas especialmente adecuadas en este caso, ya que contribuyen a masajear la zona. Las flechas que aparecen en las imágenes de este capítulo y del capítulo 6 muestran cómo utilizar el masaje con ventosas para los apartados que se comentan.

La ventosaterapia no sólo funciona en los músculos, sino que también activa los nervios que bloquean las señales de dolor. Asimismo, contribuye a que los nervios liberen ciertos neurotransmisores y endorfinas, que ayudan a eliminar la sensación de dolor. También aumenta el umbral del dolor, lo que significa que se necesita más estímulo para desencadenarlo.

Igualmente, activa los puntos de acupuntura, por lo que las ventosas a menudo se colocan sobre dichos puntos de para maximizar su efectividad. Evidentemente, la mayoría de la gente no sabe dónde se encuentran los puntos de acupuntura, pero este libro te mostrará cómo localizarlos. Por lo general, es mejor utilizar la mano de la persona que estás tratando en vez de los centímetros como herramienta de referencia para encontrar los puntos, ya que todos tenemos un tamaño diferente. En el caso de un adulto que sea más o menos de tu altura, puedes utilizar tu misma mano como herramienta de referencia para simplificar las cosas. Si por el contrario es mucho más alto o mucho más bajo, y su mano es mucho más grande o mucho más pequeña que la tuya, ajusta tus medidas según sea necesario.

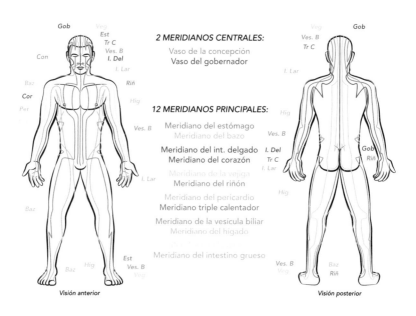

2 MERIDIANOS CENTRALES:
Vaso de la concepción
Vaso del gobernador

12 MERIDIANOS PRINCIPALES:
Meridiano del estómago
Meridiano del bazo
Meridiano del int. delgado
Meridiano del corazón
Meridiano de la vejiga
Meridiano del riñón
Meridiano del pericardio
Meridiano triple calentador
Meridiano de la vesícula biliar
Meridiano del hígado
Meridiano del intestino grueso

Visión anterior

Visión posterior

También puedes utilizar puntos de referencia anatómicos para encontrar los puntos de acupuntura. Utilizaré cierta terminología anatómica para localizar dichos puntos en relación con los puntos de referencia anatómicos. Algunos términos a los que puedo recurrir son:

Superior (por encima de algo o la parte de arriba de algo)
Inferior (por debajo de algo o la parte de debajo de algo)
Línea media (el centro del cuerpo)
Lateral (apartado de la línea media; en el borde externo del cuerpo)
Medial (cerca de la línea media; en el borde interno del cuerpo)
Posterior (hacia la parte trasera del cuerpo)
Anterior (hacia la parte delantera del cuerpo)
Distal (lejos del cuerpo o hacia las extremidades)
Proximal (hacia el cuerpo o alejado de las extremidades)

A la hora de encontrar los puntos, resultará muy útil tener cierto conocimiento de la nomenclatura de los huesos y los músculos, sobre todo de la columna vertebral. Utilizaré los nombres anatómicos de los músculos y de los huesos, así como los nombres comunes conocidos cuando ello sea posible.

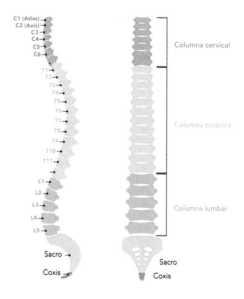

En el capítulo 3 («Técnicas de ventosaterapia», describo las diferentes técnicas que resultan adecuadas para los diferentes tipos de dolor. Cada tema comentado a continuación se referirá a ellas, por lo que sería útil que te familiarizaras con el material de ese capítulo antes de continuar.

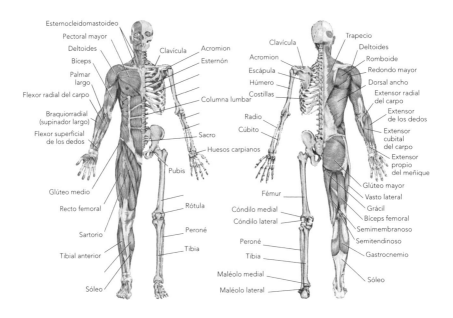

Sistema musculoesquelético

DOLOR DE CUELLO
Y DE HOMBRO

El dolor de cuello y de hombro es uno de los más frecuentes y la causa no suele deberse a una lesión, sino a una mala postura. Si ésta no se corrige, el dolor reaparecerá, por lo que haz un esfuerzo consciente para darte cuenta de tu postura. Otras causas de dolor de cuello incluyen el latigazo cervical (por lesiones deportivas o accidentes de tráfico), degeneración cervical, estrés e infecciones como los resfriados o las gripes.

En la medicina tradicional china, el dolor de cuello y de hombro, aparte de por las causas mencionadas arriba, se debe a la obstrucción del movimiento de qi y de la sangre en los meridianos, lo que provoca dolor. El origen de ello puede ser el Frío o el Viento patogénicos. La obstrucción también puede deberse a un trauma o a estrés.

~~~~~~~~~~~~~~~~

VB20 *Feng Chi - Estanque del Viento*

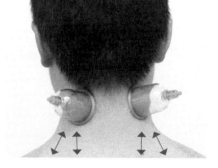

Localización: En la depresión entre los músculos esternocleidomastoideo y trapecio, justo en la base del cráneo.

Músculos afectados: Trapecio, semiespinoso, esplenio.

Cuándo utilizar: Para cualquier tipo de dolor de cuello o de hombro, sobre todo el debido al estrés, la tensión, la mala postura delante del ordenador, el resfriado o la gripe.

Aplicación: En realidad, el punto VB20 se encuentra en la línea del pelo, por lo que no se puede colocar ninguna ventosa sobre él. En vez de ello, pon la ventosa tan cerca de la línea del cabello como sea posible. Aplica ventosaterapia suave o media durante 10 o 15 minutos.

51

Aplica una succión más fuerte en caso de dolor agudo o intenso, y una más suave para el dolor crónico o leve. Aplica la ventosa rápida si el dolor de cuello se debe a un resfriado. Aplica el masaje con ventosas a lo largo del cuello desde el VB20 durante 30 segundos por ventosa para aliviar de manera efectiva la tensión causada por el dolor agudo, el estrés o la lesión.

VB21 *Jian Jing - Pozo del hombro*
Localización: En la parte más superior del hombro, a la altura del pezón o a mitad de camino entre la columna vertebral y el músculo deltoides.

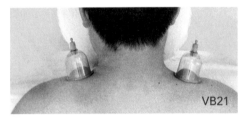

Músculos afectados: Trapecio.
Cuándo utilizar: Para cualquier tipo de dolor de cuello o de hombro, sobre todo el debido al estrés, la tensión,

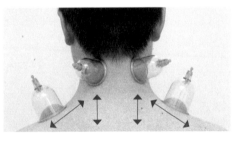

la mala postura delante del ordenador, el resfriado o la gripe.
Aplicación: Aplica ventosaterapia suave, media o fuerte durante 10 o 15 minutos. Emplea una succión más fuerte para el dolor agudo o intenso, y una más suave para crónico o leve. Aplica la ventosa rápida si el dolor de cuello se debe a un resfriado. Aplica el masaje con ventosas a lo largo del trapecio para relajarlo y aliviar el dolor de cuello y de hombro.

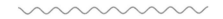

VG14 *Da Zhui - Gran vér-*
tebra

Localización: Debajo del proceso espinoso de la séptima vértebra cervical (C7), aproximadamente al nivel del acromion (hombros).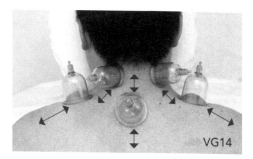

Músculos afectados: Trapecio, romboides menor, serrato posterior superior.

Cuándo utilizar: Para cualquier tipo de dolor de cuello o de hombro, sobre todo el debido al estrés, la tensión, la mala postura delante del ordenador, el resfriado o la gripe. También se usa cuando hay ardor.

Aplicación: Aplica ventosaterapia suave, media o fuerte durante 10 o 15 minutos. Emplea una succión más fuerte para el dolor agudo o intenso, y una más suave para el crónico o leve. Aplica la ventosa rápida si el dolor de cuello se debe a un resfriado. Aplica el masaje con ventosas a lo largo de la columna vertebral y por encima del trapecio para aliviar la tensión en el cuello y el hombro. Aplica el sangrado con ventosas en el punto VG14 para aliviar rápidamente el dolor y la inflamación, sobre todo si una sensación de quemazón acompaña al dolor de cuello o de hombro.

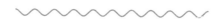

V12 *Feng Men - Puerta del Viento*

Localización: A 3 cm, aproximadamente, a ambos lados del proceso espinoso de la segunda vértebra torácica (T2).

Músculos afectados: Trapecio, romboides menor, romboides mayor, erector de la columna, semiespinoso de la cabeza, semiespinoso cervical, serrato posterior superior.

Cuándo utilizar: Para cualquier tipo de dolor de cuello o de hombro, sobre todo el debido al estrés, la tensión, la mala postura delante del ordenador, el resfriado o la gripe.

Aplicación: Aplica ventosaterapia suave, media o fuerte durante 10 o 15 minutos. Emplea una succión más fuerte para el dolor agudo o intenso, y una más suave para el crónico o leve. Aplica la ventosa rápida si el dolor de cuello se debe a un resfriado. Aplica el masaje con ventosas a lo largo del erector de la columna para aliviar el dolor en el hombro y en la parte superior de la espalda.

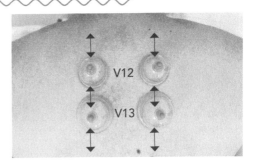

V13 *Fei Shu - Shu del pulmón*
Localización: A 3 cm, aproximadamente, a ambos lados del proceso espinoso de la tercera vértebra torácica (T3).
Músculos afectados: Trapecio, romboides menor, romboides mayor, erector de la columna, semiespinoso cervical, serrato posterior superior.
Cuándo utilizar: Para cualquier tipo de dolor de cuello o de hombro, sobre todo el debido al estrés, la tensión, la mala postura delante del ordenador, el resfriado o la gripe.
Aplicación: Aplica ventosaterapia suave, media o fuerte durante 10 o 15 minutos. Emplea una succión más fuerte para el dolor agudo o intenso, y una más suave para el crónico o leve. Aplica la ventosa rápida si el dolor de cuello se debe a un resfriado. Aplica el masaje con ventosas a lo largo del erector de la columna para aliviar el dolor en el hombro y en la parte superior de la espalda. Aplica el sangrado con ventosas en el punto V13 para mitigar rápidamente el dolor en la parte superior de la espalda.

DOLOR EN LA ARTICULACIÓN DEL HOMBRO

El hombro es una articulación muy complicada que conecta el húmero, la escápula y la clavícula, por lo que se lesiona fácilmente por su uso frecuente. Los músculos que rodean la articulación del hombro a menudo se conocen como manguito de los rotadores e incluyen el supraespinoso, el infraespinoso, el redondo menor y el subescapular. La ventosaterapia resulta muy eficaz para disminuir la inflamación provocada por la bursitis, la tendinitis, la dislocación y el hombro congelado (capsulitis adhesiva); también, para eliminar las cicatrices de las lesiones del manguito de los rotadores. Asimismo, puedes utilizar la terapia con ventosas para tratar la artritis. A pesar de que la artritis es un trastorno degenerativo, en la medicina tradicional china se considera que es una acumulación de patógeno Humedad en las articulaciones. La ventosaterapia puede ayudar a eliminar el patógeno Humedad de la articulación, contribuyendo a su curación.

~~~~~~~~~~~

Jianqian *Delante del hombro*
Localización: Delante del hombro, a medio camino entre el final de la axila y el extremo lateral de la clavícula, allí donde se fijan los músculos deltoides.

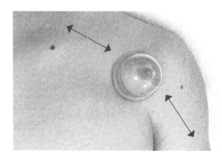

Músculos afectados: Deltoides, pectoral mayor, coracobraquial, dorsal ancho, bíceps braquial.
Cuándo utilizar: Para cualquier tipo de dolor en la parte anterior de la articulación del hombro, o en la parte frontal del hombro. Se utiliza a menudo para tratar el hombro congelado, la tendinitis o la artritis de la articulación del hombro.

Aplicación: Aplica ventosaterapia suave, media o fuerte durante 10 o 15 minutos. Emplea una succión más fuerte para el dolor agudo o intenso, y una más suave para el crónico o leve. Aplica el masaje con ventosas a lo largo del brazo para aumentar la circulación, disminuir la inflamación y mejorar la cicatrización. Aplica la ventosa rápida para aliviar el dolor. Aplica el sangrado con ventosas para tratar el dolor persistente del hombro.

IG15 *Jian Yu - Hueso de la espalda*
Localización: Justo lateral al acromion, en la parte anterior superior del músculo deltoides.
Músculos afectados: Deltoides.
Cuándo utilizar: Para cualquier tipo de dolor en la parte lateral del hombro, o dolor en los lados del hombro. Se utiliza a menudo para tratar el hombro congelado, la tendinitis o las lesiones por distensión del deltoides.
Aplicación: Aplica ventosaterapia suave, media o fuerte durante 10 o 15 minutos. Emplea una succión más fuerte para el dolor agudo o intenso, y una más suave para el r crónico o leve. Aplica el masaje con ventosas a lo largo del deltoides para aumentar la circulación, disminuir la inflamación y mejorar la cicatrización.

TC14 *Jian Liao - Agujero del hombro*
Localización: Justo lateral al acromion, en la parte posterior superior del músculo deltoides, unos 2,5 cm detrás del punto IG15.
Músculos afectados: Deltoides.
Cuándo utilizar: Para cualquier tipo de dolor en la parte lateral del hombro, o en los lados del hombro. Se emplea a menudo para tratar el hombro congelado, la tendinitis o las lesiones por distensión del deltoides.

Aplicación: Aplica ventosaterapia suave, media o fuerte durante 10 o 15 minutos. Emplea una succión más fuerte para el dolor agudo o intenso, y una más suave para el crónico o leve. Aplica el masaje con ventosas a lo largo del deltoides para aumentar la circulación, disminuir la inflamación y mejorar la cicatrización.

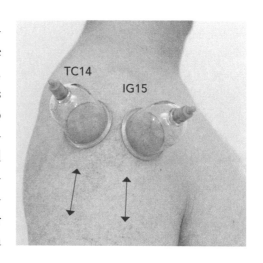

~~~~~~~~~~~~~~~~~~~~~

ID9 *Jian Zhen - Hombro verdadero*

Localización: En la espalda, 2,5 cm por encima del pliegue axilar cuando el brazo está relajado.

Músculos afectados: Deltoides, dorsal ancho, redondo mayor, tríceps braquial, subescapular, infraespinoso, redondo menor.

Cuándo utilizar: Para cualquier tipo de dolor en la parte posterior del hombro, o en la parte posterior de la articulación del hombro. Se emplea a menudo para tratar el hombro congelado, la tendinitis o las lesiones en el manguito de los rotadores.

Aplicación: Aplica ventosaterapia suave, media o fuerte durante 10 o 15 minutos. Emplea una succión más fuerte para el dolor agudo o intenso, y una más suave para el crónico o leve. Aplica el masaje con ventosas a lo largo del deltoides para aumentar la circulación, disminuir la inflamación y mejorar la cicatrización. Aplica ventosa rápida para ayudar a aliviar el dolor.

~~~~~~~~~~~~~~~~~~~~~

ID10 *Nao Shu - Shu del brazo*

Localización: En la espalda, 2,5 cm por encima del punto ID9 o justo debajo del acromion.

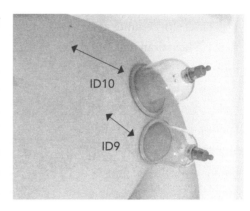

Músculos afectados: Deltoides, tríceps braquial, coracobraquial, subescapular, infraespinoso, redondo menor.

Cuándo utilizar: Para cualquier tipo de dolor en la parte posterior del hombro, o en la parte posterior de la articulación del hombro. Se emplea a menudo para tratar el hombro congelado, la tendinitis o las lesiones en el manguito de los rotadores.

Aplicación: Aplica ventosaterapia suave, media o fuerte durante 10 o 15 minutos. Emplea una succión más fuerte para el dolor agudo o intenso, y una más suave para el crónico o leve. Aplica el masaje con ventosas a lo largo del deltoides para aumentar la circulación, disminuir la inflamación y mejorar la cicatrización. Aplica ventosa rápida para mitigar el dolor. Aplica el sangrado con ventosas para el dolor persistente del hombro.

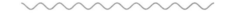

VB21 *Jian Jing - Pozo del hombro*

Localización: En la parte más superior del hombro, a la altura del pezón o a mitad de camino entre la columna vertebral y el músculo deltoides.

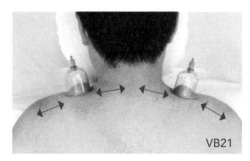

Músculos afectados: Trapecio.

Cuándo utilizar: Para cualquier tipo de dolor en la parte superior del hombro, o en la parte superior de la articulación del hombro. Se emplea a menudo cuando hay rigidez en el hombro como resultado del dolor en la articulación del hombro.

Aplicación: Aplica ventosaterapia suave, media o fuerte durante 10 o 15 minutos. Emplea una succión más fuerte para el dolor agudo o intenso, y una más suave para el crónico o leve. Aplica la ventosa rápida si el dolor de cuello se debe a un resfriado. Aplica el masaje con ventosas a lo largo del músculo trapecio para relajarlo y mitigar el dolor en la articulación del hombro.

~~~~~~~~~~

DOLOR EN EL CODO

Las dos principales afecciones que causan dolor en el codo son el codo del tenista (epicondilitis lateral) y el codo del golfista (epicondilitis medial).

El codo del tenista afecta a la parte lateral –o externa– del codo. Suele deberse a los movimientos repetitivos, a un movimiento incorrecto de los brazos o a la lesión en los músculos o tendones por cargar objetos pesados. La mayoría de las personas afectadas por el codo del tenista no son deportistas, pero sí utilizan mucho los brazos, como, por ejemplo, los fontaneros, los pintores, los carpinteros, los carniceros, los cocineros o aquellos cuyo trabajo implica utilizar un ratón de ordenador.

El codo del golfista afecta a la parte medial –o interna– del codo. Aunque las causas son las mismas, no es tan frecuente como el del tenista. Los movimientos que afectan a los músculos que se fijan al epicóndilo medial implican agarrar, lo que puede ocurrir al jugar al golf, lanzar una pelota, escalar rocas o utilizar herramientas. Otras causas de dolor en el codo pueden incluir reumatismo, artritis reumatoide o traumatismo.

~~~~~~~~~~

IG11 *Qu Chi - Curva del estanque*

Localización: Cuando el codo está medio flexionado, el punto donde termina el pliegue lateral del codo.

Músculos afectados: Trapecio, extensor radial largo del carpo, extensor radial corto del carpo, braquial, braquiorradial, supinador.

Cuándo utilizar: Para cualquier tipo de dolor en el lateral del codo. Se emplea a menudo para tratar el codo del tenista o la artritis del codo.

Aplicación: Aplica ventosaterapia suave, media o fuerte durante 10 o 15 minutos. Emplea una succión más fuerte para el dolor agudo o intenso, y una más suave para el crónico o leve. Aplica el masaje con ventosas a lo largo del antebrazo para tratar el codo del tenista. Aplica la ventosa rápida para aliviar el dolor. Aplica el sangrado con ventosas en los vasos sanguíneos cercanos al punto IG11 para disminuir rápidamente el dolor en el codo.

～～～～～～～～～

IG10 *Shou San Li - A tres distancias del brazo*

Localización: Tres dedos de ancho (unos 5 cm) por debajo de IG11.

Músculos afectados: Extensor radial largo del carpo, extensor radial corto del carpo, supinador, braquiorradial.

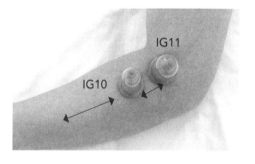

Cuándo utilizar: Para cualquier tipo de dolor en el lateral del codo. Se emplea a menudo para tratar el codo del tenista o la artritis del codo.

Aplicación: Aplica ventosaterapia suave, media o fuerte durante 10 o 15 minutos. Emplea una succión más fuerte para el dolor agudo o intenso, y una más suave para el crónico o leve. Aplica el masaje con ventosas a lo largo del antebrazo para tratar el codo del tenista.

～～～～～～～～～

C3 *Shao Hai - Mar pequeño*

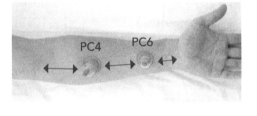

Localización: Cuando el codo está medio flexionado, el punto donde termina el pliegue medial del codo.

Músculos afectados: Pronador redondo, braquial.

Cuándo utilizar: Para cualquier tipo de dolor en la parte medial del codo. Se emplea a menudo para tratar el codo del golfista o la artritis del codo.

Aplicación: Aplica ventosaterapia suave, media o fuerte durante 10 o 15 minutos. Emplea una succión más fuerte para el dolor agudo o intenso, y una más suave para el crónico o leve. Aplica el masaje con ventosas a lo largo del antebrazo para tratar el codo del golfista. Aplica la ventosa rápida para disminuir el dolor. Aplica el sangrado con ventosas en los vasos sanguíneos cercanos al punto C3 para aliviar rápidamente el dolor.

~~~~~~~~~~~~~~~~~~~

PC4 *Xi Men - Puerta de la hendidura*

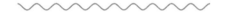

Localización: Aproximadamente a unos 2,5 cm (o la anchura de un pulgar) por debajo del punto medio de la parte interna del antebrazo, entre los dos tendones del palmar largo y del flexor radial del carpo.

Músculos afectados: Flexor radial del carpo, palmar largo, flexor común superficial de los dedos, flexor común profundo de los dedos.

Cuándo utilizar: Para cualquier tipo de dolor en la parte medial del codo. Se emplea a menudo para tratar el codo del golfista o la artritis del codo.

Aplicación: Aplica ventosaterapia suave, media o fuerte durante 10 o 15 minutos. Emplea una succión más fuerte para el dolor agudo o in-

tenso, y una más suave para el crónico o leve. Aplica el masaje con ventosas a lo largo del antebrazo para tratar el codo del golfista.

~~~~~~~~~~~~~~~~

DOLOR EN EL ANTEBRAZO O EN LA MUÑECA

La causa más común de dolor en el antebrazo es el dolor o las lesiones en la muñeca o el codo. El síndrome del túnel carpiano se debe a la compresión del nervio mediano, lo que provoca dolor, entumecimiento y sensación de hormigueo en los dedos. La incidencia del túnel carpiano está aumentando debido al uso frecuente de los teclados y los ratones de ordenador. La lesión del plexo braquial, que en realidad es una lesión en el cuello que, a su vez, daña los nervios que controlan el brazo, puede provocar dolor en el brazo. Una de las principales causas de lesión del plexo braquial es el latigazo cervical provocado por los accidentes de tráfico o las lesiones deportivas. Para tratar el dolor de cuello, consulta «Dolor de cuello y de hombro» (página 51).

~~~~~~~~~~~~~~~~

IG11 *Qu Chi - Curva del estanque*
Localización: Cuando el codo está medio flexionado, el punto donde termina el pliegue lateral del codo.
Músculos afectados: Extensor radial largo del carpo, extensor radial corto del carpo, braquial, braquiorradial, supinador.
Cuándo utilizar: Para cualquier tipo de dolor en el lateral del antebrazo. Se emplea a menudo para tratar el síndrome del túnel carpiano o cuando se usa mucho el teclado o el ratón del ordenador, o bien en el caso de personas que utilizan las manos para manejar herramientas frecuentemente por motivos laborales.

Aplicación: Aplica ventosaterapia suave, media o fuerte durante 10 o 15 minutos. Emplea una succión más fuerte para el dolor agudo o intenso, y una más suave para el crónico o leve. Aplica el masaje con ventosas a lo largo del antebrazo para tratar el dolor en el antebrazo. Aplica la ventosa rápida para mitigar el dolor. Aplica el sangrado con ventosas en los vasos sanguíneos cercanos al punto IG11 para aliviar el dolor.

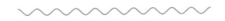

IG10 *Shou San Li - A tres distancias del brazo*

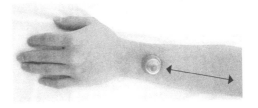

Localización: Tres dedos de ancho (unos 5 cm) por debajo de IG11.

Músculos afectados: Extensor radial largo del carpo, extensor radial corto del carpo, braquial, braquiorradial, supinador.

Cuándo utilizar: Para cualquier tipo de dolor en el lateral del antebrazo. Se emplea a menudo para tratar el síndrome del túnel carpiano o cuando se utiliza mucho el teclado o el ratón del ordenador, o en el caso de personas que utilizan las manos para manejar herramientas frecuentemente.

Aplicación: Aplica ventosaterapia suave, media o fuerte durante 10 o 15 minutos. Emplea una succión más fuerte para el dolor agudo o intenso, y una más suave para el crónico o leve. Aplica el masaje con ventosas a lo largo del antebrazo para tratar el dolor en el antebrazo.

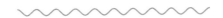

TC5 *Wai Guan - Puerta exterior*

Localización: La parte lateral del antebrazo, aproximadamente a 3 dedos de anchura (o unos 5 cm) por encima del pliegue de la muñeca, entre el radio y el cúbito.

Músculos afectados: Extensor del índice, extensor largo del pulgar, extensor corto del pulgar, extensor cubital del carpo, extensor propio del meñique, extensor común de los dedos.

Cuándo utilizar: Para cualquier tipo de dolor en la parte medial del antebrazo. Se emplea a menudo para tratar el síndrome del túnel carpiano.

Aplicación: Aplica ventosaterapia suave, media o fuerte durante 10 o 15 minutos. Emplea una succión más fuerte para el dolor agudo o intenso, y una más suave para el crónico o leve. Aplica el masaje con ventosas a lo largo del antebrazo para tratar el dolor en el antebrazo y el síndrome del túnel carpiano.

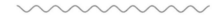

C3 *Shao Hai - Mar pequeño*
Localización: Cuando el codo está medio flexionado, el punto donde termina el pliegue medial del codo.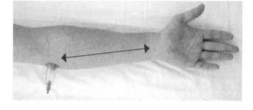

Músculos afectados: Pronador redondo, braquial.

Cuándo utilizar: Para cualquier tipo de dolor en la parte medial del antebrazo.

Aplicación: Aplica ventosaterapia suave, media o fuerte durante 10 o 15 minutos. Emplea una succión más fuerte para el dolor agudo o intenso, y una más suave para el crónico o leve. Aplica el masaje con ventosas a lo largo del antebrazo para tratar el dolor en el antebrazo. Aplica la ventosa rápida para aliviar el dolor.

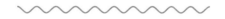

PC4 *Xi Men - Puerta de la hendidura*

Localización: Aproximadamente a unos 2,5 cm (o la anchura de un pulgar) por debajo del punto medio de la parte interna del antebrazo, entre los dos tendones del palmar largo y del flexor radial del carpo.

Músculos afectados: Flexor radial del carpo, palmar largo, flexor común superficial de los dedos, flexor común profundo de los dedos.

Cuándo utilizar: Para cualquier tipo de dolor en la parte medial del antebrazo. Se emplea a menudo para tratar el síndrome del túnel carpiano.

Aplicación: Aplica ventosaterapia suave, media o fuerte durante 10 o 15 minutos. Emplea una succión más fuerte para el dolor agudo o intenso, y una más suave para el crónico o leve. Aplica el masaje con ventosas a lo largo del antebrazo para tratar el dolor en el antebrazo y el síndrome del túnel carpiano.

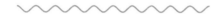

PC6 *Nei Guan - Puerta interna*

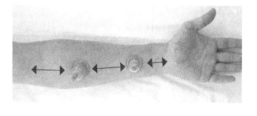

Localización: La parte interna del antebrazo, aproximadamente a 3 dedos de anchura (o unos 5 cm) por encima del pliegue de la muñeca, entre los dos tendones prominentes (palmar largo y flexor radial del carpo).

Músculos afectados: Braquiorradial, flexor común profundo de los dedos, flexor común superficial de los dedos, flexor radial del carpo, palmar largo.

Cuándo utilizar: Para cualquier tipo de dolor en la parte medial del antebrazo. Se emplea a menudo para tratar el síndrome del túnel carpiano.

Aplicación: Aplica ventosaterapia suave, media o fuerte durante 10 o 15 minutos. Emplea una succión más fuerte para el dolor agudo o intenso, y una más suave para el crónico o leve. Aplica el masaje con ventosas a lo largo del antebrazo para tratar el síndrome del túnel carpiano.

DOLOR EN EL PECHO

Los problemas cardíacos, pulmonares, gastrointestinales y musculoesqueléticos suelen provocar dolor en el pecho. En este apartado, me centraré en el dolor en el pecho por causas musculoesqueléticas, que se debe sobre todo a un daño o una lesión en el músculo pectoral mayor, a menudo por levantar pesas con una mala postura o por utilizar objetos pesados. Las lesiones en el tejido blando o las costillas magulladas o fracturadas también provocan dolor en el pecho. Una lesión en una costilla empeora al respirar profundamente o al toser, está muy localizada en una pequeña región y duele al presionar.

El dolor en el pecho que no se puede explicar por una lesión puede deberse a otras causas, como un problema cardíaco o pulmonar. Puede tratarse de problemas graves e incluso potencialmente mortales, por lo que siempre es fundamental consultar al médico por un dolor inexplicable en el pecho.

〜〜〜〜〜〜〜

P2 *Yun Men - Puerta de las nubes*
Localización: En el lado lateral del pecho, debajo de la clavícula, justo debajo del triángulo deltopectoral. El triángulo deltopectoral es una hendidura formada por el deltoides, el músculo pectoral y la clavícula; se puede encontrar si levantas el brazo hacia delante y hacia arriba 90°.
Músculos afectados: Deltoides, pectoral mayor.
Cuándo utilizar: Para el dolor en el pecho o músculo pectoral. Es especialmente útil para el dolor en el pecho debido a problemas respiratorios.
Aplicación: Aplica ventosaterapia suave, media o fuerte durante 10 o 15 minutos. Emplea una succión más fuerte para el dolor agudo o intenso, y una más suave para el crónico o leve. Aplica el masaje con ventosas por todo el pecho para tratar el dolor de pecho. Aplica la ventosa rápida para mitigar el dolor.

〜〜〜〜〜〜〜

P1 *Zhong Fu - Palacio central*

Localización: Por debajo de P2 unos 2,5 cm aproximadamente.

Músculos afectados: Deltoides, pectoral mayor.

Cuándo utilizar: Para el dolor en el pecho o en el múscu-

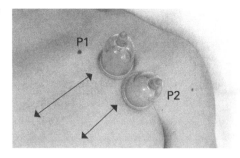

lo pectoral. Es especialmente útil para el dolor en el pecho debido a problemas respiratorios.

Aplicación: Aplica ventosaterapia suave, media o fuerte durante 10 o 15 minutos. Emplea una succión más fuerte para el dolor agudo o intenso, y una más suave para el crónico o leve. Aplica el masaje con ventosas por todo el pecho para tratar el dolor de pecho. Aplica la ventosa rápida para aliviar el dolor.

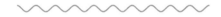

E15 *Wu Yi - Cámara secreta*

Localización: En el segundo espacio intercostal, aproximadamente por encima de los pezones.

Músculos afectados: Pectoral mayor.

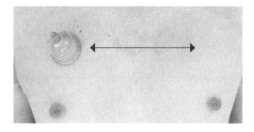

Cuándo utilizar: Para el dolor en el pecho, en el músculo pectoral o en el espacio intercostal. Es especialmente útil para el dolor en el pecho debido a problemas respiratorios, así como para el de las mamas.

Aplicación: Aplica ventosaterapia suave, media o fuerte durante 10 o 15 minutos. Emplea una succión más fuerte para el dolor agudo o intenso, y una más suave para el crónico o leve. Aplica el masaje con ventosas por todo el pecho para tratar el dolor de pecho. Aplica la ventosa rápida para disminuir el dolor.

B21 *Da Bao - Gran envoltura*

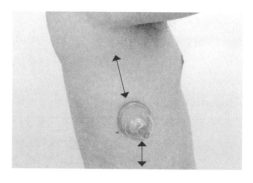

Localización: Al lado del pecho, a medio camino entre la axila y la duodécima costilla.

Músculos afectados: Dorsal ancho, serrato anterior.

Cuándo utilizar: Para el dolor en el lado del pecho.

Aplicación: Aplica ventosaterapia suave, media o fuerte durante 10 o 15 minutos. Emplea una succión más fuerte para el dolor agudo o intenso, y una más suave para el crónico o leve. Aplica el masaje con ventosas arriba y abajo por el lado del pecho para tratar el dolor lateral del pecho.

~~~~~~~~~~

DOLOR DORSAL Y ESCAPULAR

El dolor dorsal y el escapular a menudo coinciden con el de cuello y de hombros, que irradia hacia la región dorsal y escapular. Muchas de las causas del dolor de cuello y de hombros –entre las que se incluyen la mala postura y el estrés– también se aplican al dolor dorsal y escapular, ya que son numerosos los músculos que trabajan conjuntamente y, en consecuencia, se afectan entre sí. Los traumatismos y las caídas también provocan dolor dorsal y escapular.

Según la medicina tradicional china, el dolor dorsal agudo, asimismo, es un signo claro de infección, como un resfriado o una gripe. Esto se debe a factores patogénicos que penetran en los canales del cuello y del hombro a través del Viento, bloqueando el movimiento del qi y de la sangre. Permanecer sentado debajo del aire acondicionado de una oficina puede provocar fácilmente dolor en la parte superior de la espalda.

~~~~~~~~~~

VB21 *Jian Jing - Pozo del hombro*

Localización: En la parte más superior del hombro, a la altura del pezón o a mitad de camino entre la columna vertebral y el músculo deltoides.

Músculos afectados: Trapecio.

Cuándo utilizar: Para el dolor dorsal y el del hombro. Se emplea sobre todo para la tensión dorsal relacionada con el estrés, para el dolor postural relacionado con el hecho de pasar muchas horas delante del ordenador o para el dolor debido a resfriados y gripe.

Aplicación: Aplica ventosaterapia suave, media o fuerte durante 10 o 15 minutos. Emplea una succión más fuerte para el dolor agudo o intenso, y una más suave para el crónico o leve. Aplica la ventosa rápida si el dolor dorsal se debe a un resfriado. Aplica el masaje con ventosas a lo largo del músculo trapecio para relajarlo y paliar el dolor dorsal y escapular.

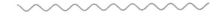

VG14 *Da Zhui - Gran vértebra*

Localización: Debajo del proceso espinoso de la séptima vértebra cervical (C7), aproximadamente al nivel del acromion (hombros).

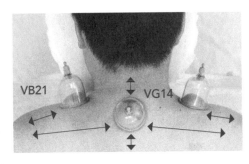

Músculos afectados: Trapecio, romboides menor, serrato posterior superior.

Cuándo utilizar: Para el dolor dorsal y el del hombro. Se emplea sobre todo para la tensión dorsal relacionada con el estrés, para el dolor postural asociado a pasar muchas horas delante del ordenador o para el dolor debido a resfriados y gripe. Se utiliza especialmente para el dolor dorsal con ardor.

Aplicación: Aplica ventosaterapia suave, media o fuerte durante 10 o 15 minutos. Emplea una succión más fuerte para el dolor agudo o in-

tenso, y una más suave para el crónico o leve. Aplica la ventosa rápida si el dolor dorsal se debe a un resfriado. Aplica el masaje con ventosas a lo largo de la columna vertebral y por encima del trapecio para aliviar la tensión en la región dorsal y escapular. Aplica el sangrado con ventosas en el punto VG14 para disminuir el dolor y la inflamación, sobre todo si una sensación de quemazón acompaña al dolor dorsal o escapular.

~~~~~~~~~~

V12 *Feng Men - Puerta del Viento*

Localización: A 3 cm, aproximadamente, a ambos lados del proceso espinoso de la segunda vértebra torácica (T2).

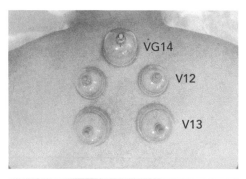

Músculos afectados: Trapecio, romboides menor, romboides mayor, erector de la columna, semiespinoso de la cabeza, semiespinoso cervical, serrato posterior superior.

Cuándo utilizar: Para el dolor dorsal y el del hombro. Se emplea sobre todo para la tensión dorsal relacionada con el estrés, para el dolor

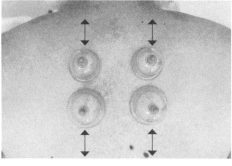

postural asociado con el hecho de pasar muchas horas delante del ordenador o para el dolor debido a resfriados y gripe.

Aplicación: Aplica ventosaterapia suave, media o fuerte durante 10 o 15 minutos. Emplea una succión más fuerte para el dolor agudo o intenso, y una más suave para el crónico o leve. Aplica la ventosa rápida si el dolor dorsal se debe a un resfriado. Aplica el masaje con ventosas a lo largo del erector de la columna para aliviar el dolor en la región dorsal y en la zona entre las escápulas.

V13 *Fei Shu - Shu del pulmón*

Localización: A 3 cm, aproximadamente, a ambos lados del proceso espinoso de la tercera vértebra torácica (T3).

Músculos afectados: Trapecio, romboides menor, romboides mayor, erector de la columna, semiespinoso cervical, semiespinoso torácico, serrato posterior superior.

Cuándo utilizar: Para el dolor dorsal y el del hombro. Se emplea sobre todo para la tensión dorsal relacionada con el estrés, para el dolor postural asociado con el hecho de pasar muchas horas delante del ordenador o para el dolor debido a resfriados y gripe.

Aplicación: Aplica ventosaterapia suave, media o fuerte durante 10 o 15 minutos. Emplea una succión más fuerte para el dolor agudo o intenso, y una más suave para el crónico o leve. Aplica la ventosa rápida si el dolor dorsal se debe a un resfriado. Aplica el masaje con ventosas a lo largo del erector de la columna para mitigar el dolor en la región dorsal y en la zona entre las escápulas. Aplica el sangrado con ventosas en el punto V13 para aliviar rápidamente el dolor en la parte superior de la espalda.

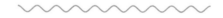

V15 *Xin Shu - Shu del corazón*

Localización: A 3 cm, aproximadamente, a ambos lados del proceso espinoso de la quinta vértebra torácica (T5).

Músculos afectados: Trapecio, romboides menor, romboides mayor, erector de la columna, semiespinoso cervical, semiespinoso torácico.

Cuándo utilizar: Para el dolor dorsal y el del hombro. Se emplea sobre todo para la tensión dorsal relacionada con el estrés.

Aplicación: Aplica ventosaterapia suave, media o fuerte durante 10 o 15 minutos. Emplea una succión más fuerte para el dolor agudo o intenso, y una más suave para el crónico o leve. Aplica la ventosa rápida si el dolor dorsal se debe a un resfriado. Aplica el masaje con ventosas a lo largo del erector de la columna para disminuir el dolor en la región dorsal y en la zona entre las escápulas. Aplica el sangrado con ventosas en el punto V15 para aliviar rápidamente el dolor en la parte superior de la espalda.

~~~~~~~~~~~~~

V17 *Ge Shu - Shu del diafragma*
Localización: A 3 cm, aproximadamente, a ambos lados del proceso espinoso de la séptima vértebra torácica (T7).
Músculos afectados: Trapecio, romboides menor, romboides mayor, erector de la columna, semiespinoso cervical, semiespinoso torácico.

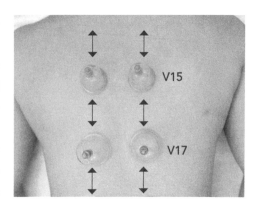

Cuándo utilizar: Para el dolor dorsal.
Aplicación: Aplica ventosaterapia suave, media o fuerte durante 10 o 15 minutos. Emplea una succión más fuerte para el dolor agudo o intenso, y una más suave para el crónico o leve. Aplica la ventosa rápida si el dolor dorsal se debe a un resfriado. Aplica el masaje con ventosas a lo largo del erector de la columna para disminuir el dolor en la región dorsal y en la zona entre las escápulas. Aplica el sangrado con ventosas en el punto V17 para aliviar el dolor en la parte superior de la espalda.

~~~~~~~~~~~~~

ID11 *Tian Zong - Constelación celestial*
Localización: En la escápula, en la depresión en el centro de la escápula, y más específicamente en el centro de la fosa subescapular.

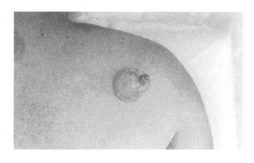

Músculos afectados: Subescapular, redondo menor.

Cuándo utilizar: Para tratar el dolor escapular.

Aplicación: Aplica ventosaterapia suave, media o fuerte durante 10 o 15 minutos. Emplea una succión más fuerte para el dolor agudo o intenso, y una más suave para el crónico o leve. Aplica la ventosa rápida si el dolor dorsal se debe a un resfriado. Aplica el masaje con ventosas a lo largo de la escápula para aliviar el dolor dorsal y el del hombro. Aplica el sangrado con ventosas en el punto ID11 para disminuir rápidamente el dolor en la parte superior de la espalda.

DOLOR LUMBAR

La zona lumbar es propensa a lesionarse a causa del deporte y el levantamiento y el transporte de objetos pesados, prácticas todas ellas que a menudo provocan distensión muscular. La ventosaterapia es una forma eficaz de aliviar la tensión y relajar los músculos. También se utiliza para disminuir la inflamación de la ciática, pero debe hacerse con cuidado, ya que se trata de una zona muy dolorosa. Cuando la causa de la ciática es una inflamación del piriforme (e incluye un dolor punzante en las nalgas y las piernas), la ventosaterapia alivia la inflamación. Este tipo de dolor requiere la aplicación de ventosaterapia fuerte, ya que el piriforme tiene una localización profunda en las nalgas.

El trastorno degenerativo del disco provoca dolor de espalda crónico. En la medicina tradicional china se considera que la columna lumbar está gobernada por los riñones, que también gobiernan los huesos y las articulaciones. La ventosaterapia suave regenera los riñones y la zona lumbar al aportarles nutrientes y sangre fresca. Estar sentado en un escritorio durante todo el día manteniendo una mala postura también provoca dolor lumbar, así como cargar peso sobre un lado del cuerpo, por ejemplo, si sueles llevar un bolso en un hombro.

Si tienes dolor lumbar con síntomas como pérdida del control de los esfínteres, debilidad en las piernas, fiebre o dolor al toser, debes consultar con un médico. Estos síntomas pueden ser indicio de una afección más grave y lo más probable es que no se deban a un problema musculoesquelético.

〜〜〜〜〜〜〜〜

VG4 *Ming Men - Puerta de la vida*
Localización: En el espacio que se halla debajo del proceso espinoso de la segunda vértebra lumbar (L2).
Músculos afectados: Erector de la columna, interespinosos, multífido, serrato posterior inferior.
Cuándo utilizar: Para el dolor lumbar que llega hasta la columna. Se emplea en el trastorno degenerativo del disco y la protrusión discal.
Aplicación: Aplica ventosaterapia suave, media o fuerte durante 10 o 15 minutos. Emplea una succión más fuerte para el dolor agudo o intenso, y una más suave para el crónico o leve. No apliques una succión fuerte con una persona que tenga una hernia discal. Aplica la ventosa rápida para aliviar el dolor lumbar más rápidamente. Aplica el masaje con ventosas a lo largo del erector de la columna para disminuir el dolor lumbar, pero no actúes con demasiada energía sobre la columna vertebral, ya que, si pasas las ventosas demasiado rápido o demasiado fuerte por encima de la columna, resultará doloroso para el paciente.

〜〜〜〜〜〜〜〜

V23 *Shen Shu - Shu dorsal del riñón*
Localización: A 3 cm, aproximadamente, a ambos lados del proceso espinoso de la segunda vértebra lumbar (L2).

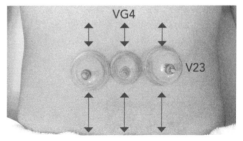

Músculos afectados: Erector de la columna, multífido, cuadrado lumbar, dorsal ancho, serrato posterior inferior.

Cuándo utilizar: Para el dolor lumbar que se manifiesta junto a la columna, donde se encuentran los músculos paraespinales. Se utiliza para los esguinces de espalda y el dolor lumbar provocado por permanecer muchas horas sentado o por mantener una mala postura.

Aplicación: Aplica ventosaterapia suave, media o fuerte durante 10 o 15 minutos. Emplea una succión más fuerte para el dolor agudo o intenso, y una más suave para el crónico o leve. Aplica la ventosa rápida para aliviar el dolor lumbar más rápidamente. Aplica el masaje con ventosas a lo largo del erector de la columna para disminuir el dolor lumbar y el masaje con ventosas, para mitigarlo rápidamente.

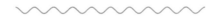

V52 *Zhi Shi - Residencia de la voluntad*

Localización: A unos 4 cm, aproximadamente, lateral al punto V23.

Músculos afectados: Erector de la columna, cuadrado lumbar, dorsal ancho, serrato posterior inferior.

Cuándo utilizar: Para el dolor lumbar que se manifiesta más hacia los lados, lateral a los músculos paraespinales. Se emplea para los esguinces de espalda y el dolor lumbar provocado por permanecer muchas horas sentado o por mantener una mala postura.

Aplicación: Aplica ventosaterapia suave, media o fuerte durante 10 o 15 minutos. Emplea una succión más fuerte para el dolor agudo o intenso, y una más suave para el crónico o leve. Aplica la ventosa rápida para aliviar el dolor lumbar más rápidamente. Aplica el masaje con ventosas a lo largo del dorsal ancho o del cuadrado lumbar para disminuir el dolor lumbar que se manifiesta a un lado de la columna lumbar.

V25 *Da Chang Shu - Shu del intestino grueso*

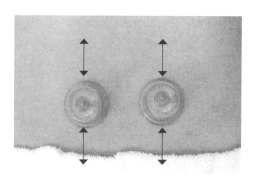

Localización: A 3 cm, aproximadamente, a ambos lados del proceso espinoso de la cuarta vértebra lumbar (L4).

Músculos afectados: Erector de la columna, multífido, cuadrado lumbar, dorsal ancho.

Cuándo utilizar: Para el dolor lumbar que se manifiesta junto a la columna, donde se encuentran los músculos paraespinales. Se emplea para los esguinces de espalda y el dolor lumbar provocado por permanecer muchas horas sentado o por mantener una mala postura.

Aplicación: Aplica ventosaterapia suave, media o fuerte durante 10 o 15 minutos. Emplea una succión más fuerte para el dolor agudo o intenso, y una más suave para el r crónico o leve. Aplica la ventosa rápida para aliviar el dolor lumbar más rápidamente. Aplica el masaje con ventosas a lo largo del erector de la columna para mitigar el dolor lumbar. Aplica el sangrado con ventosas para disminuir rápidamente el dolor lumbar.

Yao Yan *Ojos lumbares*

Localización: A 8-10 cm, aproximadamente, a ambos lados del proceso espinoso de la cuarta vértebra lumbar (L4) o allí donde se encuentran los hoyuelos justo encima de las nalgas.

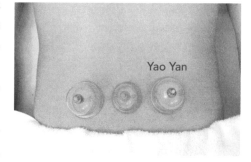

Músculos afectados: Glúteo medio, glúteo mayor.

Cuándo utilizar: Para el dolor lumbar que irradia hacia

los glúteos. Se emplea para los esguinces de espalda y el dolor lumbar provocado por permanecer muchas horas sentado o por mantener una mala postura.

Aplicación: Aplica ventosaterapia media o fuerte durante 10 o 15 minutos. Emplea una succión más fuerte para el dolor agudo o intenso, y una más suave para el crónico o leve. Dado que hay mucho músculo y grasa en la zona, es probable que la ventosaterapia suave no sea muy efectiva. Aplica la ventosa rápida para aliviar rápidamente el dolor lumbar, la ciática o el dolor en las nalgas. Aplica el masaje con ventosas a lo largo del glúteo mayor o del glúteo medio para disminuir el dolor lumbar y la ciática.

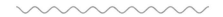

V53 *Bao Huang - Centro vital de la energía*

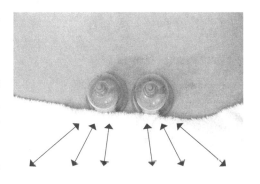

Localización: A 8-10 cm, aproximadamente, a ambos lados del segundo foramen sacro (S2) o a unos 5 cm por debajo del punto Yao Yan.

Músculos afectados: Glúteo medio, glúteo mayor.

Cuándo utilizar: Para el dolor lumbar que irradia hacia los glúteos. Se emplea para los esguinces de espalda y el dolor lumbar provocado por permanecer muchas horas sentado o por mantener una mala postura.

Aplicación: Aplica ventosaterapia media o fuerte durante 10 o 15 minutos. Emplea una succión más fuerte para el dolor agudo o intenso, y una más suave para el crónico o leve. Dado que hay mucho músculo y grasa en la zona, es probable que la ventosaterapia suave no sea muy efectiva. Aplica la ventosa rápida para aliviar rápidamente el dolor lumbar, la ciática o el dolor en las nalgas. Aplica el masaje con ventosas a lo largo del glúteo mayor o del glúteo medio para disminuir el dolor lumbar y la ciática.

DOLOR EN EL MUSLO

Por lo general, el dolor en el muslo suele deberse a una lesión deportiva. Una gran parte de estas lesiones son agudas, pero pueden volverse crónicas si no se tratan o no se tratan adecuadamente.

Los isquiotibiales, un grupo de tres músculos compuesto por el semimembranoso, el semitendinoso y el bíceps femoral, se encuentran en la parte posterior del muslo. En los muslos son frecuentes las lesiones deportivas, sobre todo en aquellos deportes en los que hay que correr mucho. Las lesiones más comunes son los calambres musculares debidos a un mal estiramiento previo o posterior al ejercicio, un uso excesivo de los músculos o un espasmo muscular fortuito. Habitualmente, muchos deportistas sufren desgarros o distensiones en los isquiotibiales.

Los cuádriceps, compuestos por el recto femoral, el vasto lateral, el vasto intermedio y el vasto medial, se encuentran en la parte anterior del muslo. Son los responsables de extender la rodilla y son importantes a la hora de permanecer de pie, caminar, subir escaleras o correr. Al igual que los isquiotibiales, también se lesionan fácilmente en los deportes que implican correr mucho. Los cuádriceps, asimismo, pueden lesionarse si levantas demasiado peso.

Entre los isquiotibiales y los cuádriceps se encuentra la banda iliotibial, que recorre la parte exterior del muslo y que une la cadera y la rodilla. Este ligamento puede contraerse o lesionarse al caminar, correr o subir y bajar muchas escaleras. También puede contraerse si permaneces demasiado tiempo sentado, sobre todo si mantienes las piernas cruzadas.

Igualmente, el dolor en el muslo puede deberse a un dolor derivado de la zona lumbar, como la ciática. El nervio ciático atraviesa el muslo y, si el nervio ciático se comprime o se inflama, puede causar un dolor punzante en el muslo.

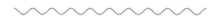

E32 *Fu Tu - Conejo agazapado*
Localización: En la parte anterior del muslo, a aproximadamente un tercio de la distancia desde la esquina lateral superior de la rótula hasta la articulación de la cadera.
Músculos afectados: Vasto lateral, recto femoral, vasto intermedio.
Cuándo utilizar: Para el dolor de los músculos cuádriceps laterales en la parte anterior del muslo.
Aplicación: Aplica ventosaterapia media o fuerte durante 10 o 15 minutos. Emplea una succión más fuerte para el dolor agudo o intenso, y una más suave para el crónico o leve. Dado que hay mucho músculo y grasa en la zona, es probable que la ventosaterapia suave no sea muy efectiva. Aplica la ventosa rápida para aliviar más rápidamente el dolor en el muslo. Aplica el masaje con ventosas a lo largo de los cuádriceps para disminuir el dolor de la parte anterior del muslo.

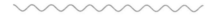

E33 *Yin Shi - Mercado del Yin*
Localización: En la parte anterior del muslo, a unos 4 dedos de anchura (unos 7,5 cm) por encima de la esquina lateral superior de la rótula, o aproximadamente 2,5 cm por encima del punto E34.
Músculos afectados: Vasto lateral, recto femoral, vasto intermedio.
Cuándo utilizar: Para el dolor de los músculos cuádriceps laterales en la parte anterior del muslo.
Aplicación: Aplica ventosaterapia media o fuerte durante 10 o 15 minutos. Emplea una succión más fuerte para el dolor agudo o intenso, y una más suave para el crónico o leve. Dado que hay mucho músculo y grasa en la zona, es probable que la ventosaterapia suave no sea muy efectiva. Aplica la ventosa rápida para aliviar más rápidamente el dolor en el muslo. Aplica el masaje con ventosas a lo largo de los cuádriceps para disminuir el dolor de la parte anterior del muslo.

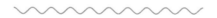

E34 *Liang Qiu - Colina radiante*

Localización: En la parte anterior del muslo, a unos 3 dedos de anchura (unos 5 cm) por encima de la esquina lateral superior de la rótula.

Músculos afectados: Vasto lateral.

Cuándo utilizar: Para el dolor de los músculos cuádriceps laterales en la parte anterior del muslo.

Aplicación: Aplica ventosaterapia suave, media o fuerte durante 10 o 15 minutos. Emplea una succión más fuerte para el dolor agudo o intenso, y una más suave para el crónico o leve. Dado que hay mucho músculo y grasa en la zona, es probable que la ventosaterapia suave no sea muy efectiva. Aplica la ventosa rápida para disminuir más rápidamente el dolor en el muslo.

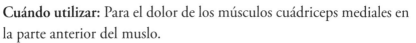

B10 *Xue Hai - Mar de sangre*

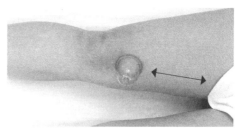

Localización: En la parte anterior del muslo, a unos 3 dedos de anchura (unos 5 cm) por encima de la esquina medial superior de la rótula.

Músculos afectados: Vasto medial.

Cuándo utilizar: Para el dolor de los músculos cuádriceps mediales en la parte anterior del muslo.

Aplicación: Aplica ventosaterapia media o fuerte durante 10 o 15 minutos. Emplea una succión más fuerte para el dolor agudo o intenso, y una más suave para el crónico o leve. Dado que hay mucho músculo y grasa en la zona, es probable que la ventosaterapia suave no sea muy efectiva. Aplica la ventosa rápida para aliviar más rápidamente el dolor en el muslo. Aplica el masaje con ventosas a lo largo de los cuádriceps para disminuir el dolor de la parte anterior del muslo.

B11 *Ji Men - Puerta de la séptima mansión celeste*

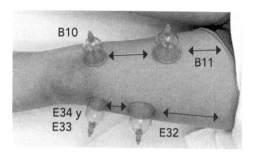

Localización: En la parte anterior del muslo, a aproximadamente un tercio de distancia entre la esquina medial superior de la rótula y la cadera.

Músculos afectados: Vasto medial, sartorio.

Cuándo utilizarlo: Para el dolor de los músculos cuádriceps mediales en la parte anterior del muslo.

Aplicación: Aplica ventosaterapia media o fuerte durante diez o quince minutos. Emplea una succión más fuerte para el dolor agudo o intenso, y una más suave para el dolor crónico o leve. Dado que hay mucho músculo y grasa en la zona, es probable que la ventosaterapia suave no sea muy efectiva. Aplica la ventosa rápida para aliviar más rápidamente el dolor en el muslo. Aplica el masaje con ventosas a lo largo de los cuádriceps para aliviar el dolor de la parte anterior del muslo.

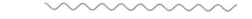

VB31 *Feng Shi - Mercado de Viento*

Localización: En un lado del muslo, a aproximadamente un tercio de distancia desde la parte superior del extremo lateral del pliegue poplíteo transversal (pliegue de la rodilla) hasta el trocánter mayor del fémur.

Músculos afectados: Bíceps femoral, banda iliotibial, vasto lateral.

Cuándo utilizar: Para el dolor de la banda iliotibial en el lado del muslo.

Aplicación: Aplica ventosaterapia suave, media o fuerte durante 10 o 15 minutos. Emplea una succión más fuerte para el dolor agudo o intenso, y una más suave para el crónico o leve. Aplica la ventosa rápida para aliviar más rápidamente el dolor en el muslo. Aplica el masaje con ventosas a lo largo de la banda iliotibial para aminorar el dolor de la parte lateral del muslo.

VB33 *Yang Guan - Puerta Yang de la rodilla*

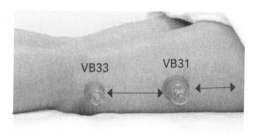

Localización: En un lado del muslo, aproximadamente a unos 3 dedos (o alrededor de 5 cm) por encima del extremo lateral del pliegue poplíteo transversal (pliegue de la rodilla).

Músculos afectados: Bíceps femoral, banda iliotibial, vasto lateral.

Cuándo utilizar: Para el dolor de la banda iliotibial en el lado del muslo.

Aplicación: Aplica ventosaterapia suave, media o fuerte durante 10 o 15 minutos. Emplea una succión más fuerte para el dolor agudo o intenso, y una más suave para el crónico o leve. Aplica la ventosa rápida para aliviar más rápidamente el dolor en el muslo. Aplica el masaje con ventosas a lo largo de la banda iliotibial para disminuir el dolor de la parte lateral del muslo.

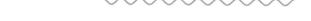

V40 *Wei Zhong - Centro de la curva*

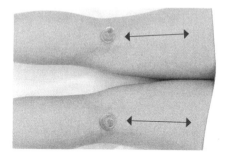

Localización: En el centro del pliegue poplíteo (el pliegue de detrás de las rodillas).

Músculos afectados: Semimembranoso, bíceps femoral.

Cuándo utilizar: Para el dolor en los isquiotibiales en la parte posterior del muslo.

Aplicación: Aplica ventosaterapia suave o media durante 10 o 15 minutos. Emplea una succión más fuerte para el dolor agudo o intenso, y una más suave para el crónico o leve. Aplica la ventosa rápida para aliviar más rápidamente el dolor en el muslo. Aplica el masaje con ventosas a lo largo de los isquiotibiales para mitigar el dolor de la parte posterior del muslo.

V36 *Cheng Fu - Apoyo*

Localización: En la parte posterior del muslo, en medio del pliegue de los glúteos (el pliegue donde las nalgas se encuentran con el muslo).

Músculos afectados: Glúteo máximo, semitendinoso, bíceps femoral.

Cuándo utilizar: Para el dolor en los isquiotibiales en la parte posterior del muslo.

Aplicación: Aplica ventosaterapia media o fuerte durante 10 o 15 minutos. Emplea una succión más fuerte para el dolor agudo o intenso, y una más suave para el crónico o leve. Dado que hay mucho músculo y grasa en la zona, es probable que la ventosaterapia suave no sea muy efectiva. Aplica la ventosa rápida para aliviar más rápidamente el dolor en el muslo. Aplica el masaje con ventosas a lo largo de los isquiotibiales para disminuir el dolor de la parte posterior del muslo.

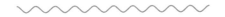

V37 *Yin Men - Puerta de la abundancia*

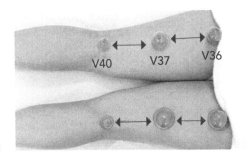

Localización: En la parte posterior del muslo, aproximadamente a medio camino entre los puntos V36 y V40.

Músculos afectados: Bíceps femoral, semimembranoso, semitendinoso.

Cuándo utilizar: Para el dolor en los isquiotibiales en la parte posterior del muslo.

Aplicación: Aplica ventosaterapia media o fuerte durante 10 o 15 minutos. Emplea una succión más fuerte para el dolor agudo o intenso, y una más suave para el crónico o leve. Dado que hay mucho músculo y grasa en la zona, es probable que la ventosaterapia suave no sea muy efectiva. Aplica la ventosa rápida para aliviar más rápidamente el dolor en el muslo. Aplica el masaje con ventosas a lo largo de los isquiotibiales para disminuir el dolor de la parte posterior del muslo.

DOLOR EN LA RODILLA

La rotura de ligamentos y del menisco se encuentran entre las lesiones deportivas más comunes, y entre ellas, la lesión del ligamento cruzado anterior es una de las más frecuentes. Otras lesiones de ligamento menos comunes afectan a los ligamentos cruzado posterior, colateral lateral y colateral medial. Aunque la terapia con ventosas no repara ninguna rotura de ligamentos o de menisco, sí contribuye a reducir el dolor y la inflamación en la zona. Las roturas deben repararse con cirugía, pero, después de una cirugía de rodilla, la ventosaterapia puede ayudar a llevar qi, sangre y nutrientes a la zona, al mismo tiempo que degrada el tejido cicatricial y la sangre coagulada. De manera similar, durante la recuperación de una fractura o de una dislocación, la ventosaterapia reduce el dolor y la inflamación, a la vez que aporta nutrientes frescos que facilitan la recuperación del el área afectada.

La artritis en la rodilla es otra causa frecuente de dolor. La artritis reumatoide se debe a una enfermedad autoinmune que provoca que el cuerpo ataque las articulaciones. La ventosaterapia elimina las sustancias químicas inflamatorias, que actúan como una señal para que el cuerpo ataque la rodilla. La artritis gotosa se debe a la acumulación de ácido úrico en el cuerpo, que cristaliza en y alrededor de las articulaciones, causando inflamación y dolor. La ventosaterapia mejora la circulación al drenar el ácido úrico de la zona y al reducir la inflamación. Por su parte, la osteoartritis se debe al desgaste de las articulaciones. Aunque no se puede hacer nada para reparar la articulación una vez se ha degradado, la terapia con ventosas previene más daños reduciendo la inflamación y el dolor en la zona.

〜〜〜〜〜〜〜

V40 *Wei Zhong - Centro de la curva*

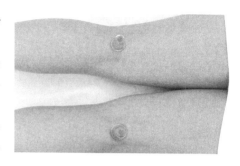

Localización: En el centro del pliegue poplíteo (el pliegue de detrás de las rodillas).

Músculos afectados: Semimembranoso, bíceps femoral, plantar, gastrocnemio.

Cuándo utilizar: Para el dolor en la rodilla que aparece en la parte posterior de las rodillas.

Aplicación: Aplica ventosaterapia suave o media durante 10 o 15 minutos. Emplea una succión más fuerte para el dolor agudo o intenso, y una más suave para el crónico o leve. Aplica la ventosa rápida para aliviar más rápidamente el dolor en la rodilla.

~~~~~~~~~~~~~~~~~~~

B10 *Xue Hai – Mar de sangre*

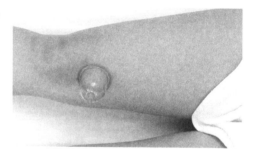

Localización: En la parte anterior del muslo, a unos 3 dedos de anchura (unos 5 cm) por encima de la esquina medial superior de la rótula.

Músculos afectados: Vasto medial.

Cuándo utilizar: Para el dolor que se manifiesta en la parte anterior de la rodillas , encima o en el lado medial de éstas.

Aplicación: Aplica ventosaterapia suave, media o fuerte durante 10 o 15 minutos. Emplea una succión más fuerte para el dolor agudo o intenso, y una más suave para el crónico o leve. Aplica la ventosa rápida para aliviar más rápidamente el dolor en la rodilla.

~~~~~~~~~~~~~~~~~~~

B9 *Yin Ling Quan - Fuente del Yin*

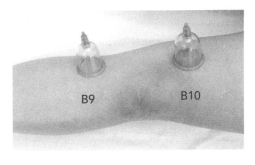

Localización: En la depresión que hay justo debajo y detrás del cóndilo medial de la tibia.

Músculos afectados: Gastrocnemio, sóleo.

Cuándo utilizar: Para el dolor que se manifiesta delante de las rodillas, debajo o en el lado medial de éstas.

Aplicación: Aplica ventosaterapia suave, media o fuerte durante 10 o 15 minutos. Emplea una succión más fuerte para el dolor agudo o intenso, y una más suave para el crónico o leve. Aplica la ventosa rápida para aliviar más rápidamente el dolor en la rodilla.

E34 *Liang Qiu - Colina radiante*

Localización: En la parte anterior del muslo, a unos 3 dedos de anchura (unos 5 cm) por encima de la esquina lateral superior de la rótula.

Músculos afectados: Vasto lateral.

Cuándo utilizar: Para el dolor que se manifiesta delante de las rodillas, encima o en el lado lateral de éstas.

Aplicación: Aplica ventosaterapia suave, media o fuerte durante 10 o 15 minutos. Emplea una succión más fuerte para el dolor agudo o intenso, y una más suave para el crónico o leve. Aplica la ventosa rápida para disminuir más rápidamente el dolor en la rodilla.

E36 *Zu San Li – A tres distancias de la pierna*

Localización: 4 dedos de ancho (unos 7,5 cm) por debajo de la esquina lateral inferior de la rótula y el ancho de un pulgar (unos 2,5 cm) lateral a la tibia.

Músculos afectados: Tibial anterior, extensor largo de los dedos.

Cuándo utilizar: Para el dolor que se manifiesta delante de las rodillas, debajo o en el lado lateral de éstas. Asimismo, se emplea para el dolor, la tensión o la debilidad en cualquier parte de la pierna.

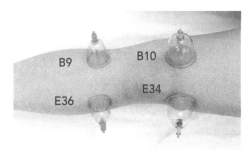

Aplicación: Aplica ventosaterapia suave, media o fuerte durante 10 o 15 minutos. Emplea una succión más fuerte para el dolor agudo o intenso, y una más suave para el crónico o leve. Aplica la ventosa rápida para mitigar más rápidamente el dolor en la rodilla.

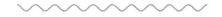

Heding *Cima de la grulla*

Localización: En la depresión directamente sobre la mitad del borde superior de la rótula.

Músculos afectados: Recto femoral, vasto intermedio.

Cuándo utilizar: Para el dolor que se manifiesta delante o encima de las rodillas.

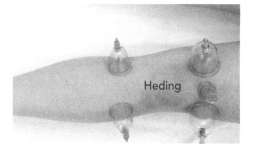

Aplicación: Aplica ventosaterapia suave, media o fuerte durante 10 o 15 minutos. Emplea una succión más fuerte para el dolor agudo o intenso, y una más suave para el crónico o leve. Aplica la ventosa rápida para aliviar más rápidamente el dolor en la rodilla.

DOLOR EN LA PARTE INFERIOR DE LAS PIERNAS

Una de las principales causas de dolor en la parte inferior de la pierna es caminar o correr con frecuencia, o bien realizar actividades que implican ambas acciones. A menudo, las personas calzan zapatos sin el soporte adecuado para el tobillo y el arco. Por ello, lesiones como torcerse el tobillo pueden ocurrir con más facilidad. Los zapatos incómodos también hacen que camines mal, lo que puede perjudicar la postura a la hora de caminar, desalinear el cuerpo y provocar todo tipo de dolores articulares y musculares; si la desalineación es grave, aparecerán lesiones.

Una lesión frecuente en la parte inferior de la pierna es la distensión del músculo de la pantorrilla (el gastrocnemio), por lo general debida al ejercicio o a la práctica deportiva. Por ello, es importante realizar estiramientos antes y después del ejercicio para evitar lesiones. El tendón de Aquiles, que une el gastrocnemio al talón, también puede lesionarse con facilidad si no se estira, dando lugar a tendinitis, dolor en el talón o el pie, e incluso rotura.

Los calambres son otro tipo de dolor en la parte inferior de la pierna. Pueden deberse a un ejercicio excesivo, no beber suficiente agua, perder electrolitos por un exceso de sudoración o no practicar estiramientos antes o después de hacer ejercicio. En la medicina tradicional china, los calambres son un síntoma común en las personas que tienen anemia. Dado que la parte inferior de la pierna se encuentra muy alejada del corazón y no hay suficiente sangre en el cuerpo para nutrir los músculos de esa zona, éstos están malnutridos y pueden contraerse repentinamente, provocando calambres.

V40 *Wei Zhong - Centro de la curva*

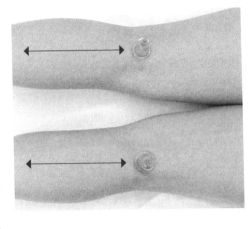

Localización: En el centro del pliegue poplíteo (el pliegue que hay detrás de las rodillas).

Músculos afectados: Semimembranoso, bíceps femoral, plantar, gastrocnemio, poplíteo.

Cuándo utilizar: Para el dolor o el agarrotamiento en la pantorrilla.

Aplicación: Aplica ventosaterapia suave o media durante 10 o 15 minutos. Emplea una succión más fuerte para el dolor agudo o intenso, y una más suave para el crónico o leve. Aplica el masaje con ventosas a lo largo de la pantorrilla para aliviar el dolor en la zona. Aplica la ventosa rápida para disminuir más rápidamente el dolor en la pantorrilla.

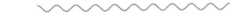

V57 *Cheng San - Montaña de apoyo*

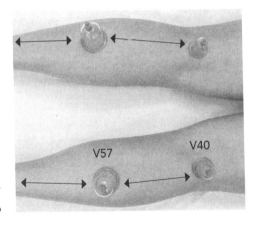

Localización: A mitad de camino entre la rodilla y el tobillo, entre las dos cabezas del músculo gastrocnemio.

Músculos afectados: Gastrocnemio, sóleo, tibial posterior, flexor largo de los dedos, flexor largo del dedo gordo, plantar.

Cuándo utilizar: Para el dolor o el agarrotamiento en la pantorrilla.

Aplicación: Aplica ventosaterapia suave, media o fuerte durante 10 o 15 minutos. Emplea una succión más fuerte para el dolor agudo o in-

tenso, y una más suave para el crónico o leve. Aplica el masaje con ventosas a lo largo de la pantorrilla para aliviar el dolor en la zona. Aplica la ventosa rápida para disminuir más rápidamente el dolor en la pantorrilla.

~~~~~~~~~~~~

E36 *Zu San Li - A tres distancias de la pierna*
Localización: 4 dedos de ancho (unos 7,5 cm) por debajo de la esquina lateral inferior de la rótula y el ancho de un pulgar (unos 2,5 cm) lateral a la tibia.
Músculos afectados: Tibial anterior, extensor largo de los dedos.
Cuándo utilizar: Para el dolor o el agarrotamiento de los músculos laterales a la tibia. Puede emplearse para el dolor, el agarrotamiento o la debilidad en cualquier parte de la pierna.
Aplicación: Aplica ventosaterapia suave, media o fuerte durante 10 o 15 minutos. Emplea una succión más fuerte para el dolor agudo o intenso, y una más suave para el crónico o leve. Aplica el masaje con ventosas a lo largo de la parte anterior de la pierna para aliviar el dolor en esa zona. Aplica la ventosa rápida para disminuir más rápidamente el dolor en la parte inferior de la pierna.

~~~~~~~~~~~~

E39 *Xia Ju Xu - Gran vacío inferior*
Localización: El ancho de un pulgar (o unos 2,5 cm) por debajo del punto medio entre la esquina inferior lateral de la rótula y el tobillo.
Músculos afectados: Tibial anterior, extensor largo de los dedos, extensor largo del dedo gordo.
Cuándo utilizar: Para el dolor o el agarrotamiento de los músculos laterales a la tibia.
Aplicación: Aplica ventosaterapia suave, media o fuerte durante 10 o 15 minutos. Emplea una succión más fuerte para el dolor agudo o intenso, y una más suave para el crónico o leve. Aplica el masaje con

ventosas a lo largo de la parte anterior de la pierna para aliviar el dolor en esa zona. Aplica la ventosa rápida para disminuir más rápidamente el dolor en la parte inferior de la pierna.

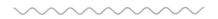

VB34 *Xia Ju Xu - Fuente de la colina Yang*
Localización: En la depresión anterior e inferior a la cabeza del peroné.
Músculos afectados: Peroneo largo, peroneo corto.

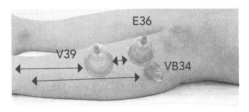

Cuándo utilizar: Para el dolor o el agarrotamiento de los músculos laterales de la parte inferior de la pierna y de los músculos del peroné.
Aplicación: Aplica ventosaterapia suave, media o fuerte durante 10 o 15 minutos. Emplea una succión más fuerte para el dolor agudo o intenso, y una más suave para el crónico o leve. Aplica el masaje con ventosas a lo largo de la parte lateral de la pierna para aliviar el dolor en la parte inferior de la pierna. Aplica la ventosa rápida para disminuir más rápidamente el dolor en la parte inferior de la pierna.

DOLOR EN EL TOBILLO

El motivo más frecuente de dolor en el tobillo es torcérselo, lo que provoca un esguince. Un esguince es una lesión de los ligamentos que unen un hueso con otro hueso. Cuando te tuerces un tobillo, te puedes hacer una distensión o incluso una rotura de ligamentos. Hay dos tipos principales de esguinces de tobillo: de eversión y de inversión. La inversión, o esguince lateral de tobillo, ocurre cuando giras el pie hacia adentro, mientras que la eversión, o esguince medial de tobillo, ocurre cuando giras el pie hacia afuera. Si el esguince es grave, incluso puede provocar una fractura de uno de los huesos de la articulación. Torcerte el tobillo una vez puede hacer que te lo tuerzas con más facilidad en el futuro. Para evitar esto, asegúrate de calzar zapatos cómodos que se te ajusten bien y que tengan un soporte adecuado para el tobillo y el arco. Las personas con pies planos o con pies cavos se tuercen los tobillos más fácilmente y necesitan plantillas ortopédicas adecuadas para corregir su arco.

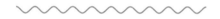

VB40 *Qiu Xu - Montículo de ruinas*
Localización: En la depresión anterior e inferior al maléolo lateral.
Ligamento/tendón afectado: Peroneo largo, peroneo corto.
Cuándo utilizar: Para el esguince, la distensión o el dolor lateral de tobillo.
Aplicación: Aplica ventosaterapia suave o media durante 10 o 15 minutos. No hay mucha carne en esta zona, por lo que no apliques ventosaterapia fuerte.

V62 *Shen Mai - Vaso extenso*
Localización: En la depresión de justo debajo del maléolo lateral.
Ligamento/tendón afectado: Peroneo largo, y corto.
Cuándo utilizar: Para el esguince, la distensión o el dolor lateral de tobillo.
Aplicación: Aplica ventosaterapia suave o media durante 10 o 15 minutos. No hay mucha carne en esta zona, por lo que no apliques ventosaterapia fuerte.

B5 *Shang Qiu - Montículo del comerciante*

Localización: En la depresión anterior e inferior al maléolo medial.

Ligamento/tendón afectado: Tibial anterior.

Cuándo utilizar: Para el esguince, la distensión o el dolor medial de tobillo.

Aplicación: Aplica ventosaterapia suave o media durante 10 o 15 minutos. No hay mucha carne en esta zona, por lo que no apliques ventosaterapia fuerte.

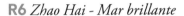

R6 *Zhao Hai - Mar brillante*

Localización: En la depresión de justo debajo del maléolo medial.

Ligamento/tendón afectado: Tibial anterior.

Cuándo utilizar: Para el esguince, la distensión o el dolor medial de tobillo.

Aplicación: Aplica ventosa-

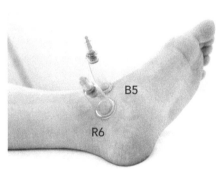

terapia suave o media durante 10 o 15 minutos. No hay mucha carne en esta zona, por lo que no apliques ventosaterapia fuerte.

CAPÍTULO 6

TRATAMIENTO DE OTRAS ENFERMEDADES

La ventosaterapia no sólo se utiliza en la medicina tradicional china para tratar el dolor, sino que también es una de las principales modalidades a la que recurren los médicos para abordar prácticamente cualquier enfermedad. La enfermedad aparece cuando se produce un desequilibrio en el cuerpo, cuando un patógeno lo invade o bien cuando uno de los órganos no funciona de una manera adecuada o eficiente. La terapia con ventosas restaura el equilibrio en el cuerpo, elimina los patógenos y las toxinas, y regula y nutre los órganos internos. Si bien es posible que no pueda curar una enfermedad, sí logra que el paciente mejore, dependiendo de cuál sea la causa.

A continuación, enumeraré algunas dolencias comunes y cotidianas que la terapia con ventosas contribuye a aliviar, asumiendo siempre que los síntomas o la causa no sean muy graves. Trataré cuestiones de belleza y antienvejecimiento, infecciones y problemas digestivos, ginecológicos, respiratorios y psicológicos.

Si los síntomas de estas afecciones son graves o no mejoran transcurridos un par de días, por favor, acude a tu médico de familia para que lleve a cabo un diagnóstico adecuado. Este libro no tiene como fin el autodiagnóstico. Son muchas las causas de cada enfermedad para las que la ventosaterapia puede no ser efectiva o bien para las cuales se necesitaría un profesional de este tipo de terapia altamente cualificado para conseguir resultados eficaces, así que consulta a tu médico si tienes alguna duda.

CELULITIS

La celulitis, la «piel de naranja» que se forma por la distribución desigual del tejido graso, no es una enfermedad, sino algo normal y muy común. Suele aparecer en las zonas en las que se acumula más grasa, como en los muslos, las nalgas, las caderas, el abdomen, los brazos o los senos. Cuanto más envejecemos, más probabilidades hay de tener celulitis porque la piel pierde elasticidad. La ventosaterapia resulta eficaz para tratar la celulitis. Ésta puede deberse a un drenaje linfático deficiente y el masaje con ventosas es excelente para el drenaje linfático. La grasa viaja por todo el cuerpo a través de la linfa, por lo que ayudar a mover ésta previene la acumulación de grasa en una zona determinada. La ventosaterapia también aporta sangre fresca y nutrientes a la zona, lo que contribuye a que la piel se ponga más tersa y saludable. Finalmente, también estimula la formación de colágeno, reafirma la piel y reduce la aparición de celulitis.

～～～～～～～～～

Tratamiento *Celulitis*
Localización: Pon las ventosas en la zona en la que se acumula la celulitis, ya sean los muslos, el trasero, las caderas, el abdomen, los brazos o los senos. No hay puntos específicos para la celulitis.

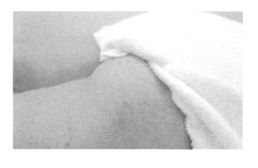

Aplicación: Aplica el masaje con ventosas en la zona en la que se acumula la celulitis. Aplica una succión suave o media en las zonas más pequeñas, más huesudas o con menos músculo y grasa, y una succión más fuerte en aquellas que son más grandes y tienen más músculo y grasa. Tu propósito no es dejar marcas de hematomas, sino deshacer la grasa. Mueve las ventosas por la zona a una velocidad moderada durante unos 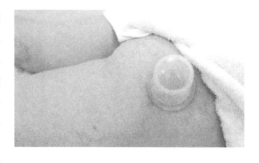 5 minutos por zona. Lo puedes hacer cada día y los resultados serán inmediatos, si bien los efectos duraderos tardarán en notarse 2-3 semanas, dependiendo de la gravedad de la celulitis.

ESTRÍAS

Las estrías son líneas que aparecen cuando el cuerpo está creciendo más rápidamente que la piel, por lo que ésta se rompe y forma un tejido cicatricial. Aparecen en zonas expuestas a sufrir ganancias o pérdidas rápidas de peso, más frecuentemente en el abdomen, los senos, las caderas, el trasero y los muslos. Son comunes durante y después del embarazo, cuando las mujeres experimentan una rápida ganancia de peso. En la pubertad, pueden aparecer estrías en los períodos de crecimiento rápido. Las estrías son naturales, pero para algunas personas resultan antiestéticas y se sienten acomplejadas por ellas. La ventosaterapia mejora las cicatrices que forman las estrías, aumenta la circulación sanguínea y estimula la producción de colágeno.

Tratamiento *Estrías*

Localización: Pon las ventosas en la zona en la que hay estrías, ya sean los senos, el abdomen, las caderas, el trasero o los muslos. No hay puntos específicos para las estrías.

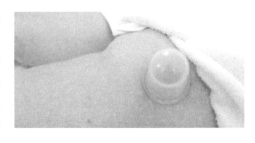

Aplicación: Aplica el masaje con ventosas en la zona en la que hay estrías. Aplica una succión suave o media en las zonas más pequeñas, más hue-sudas o con menos músculo y grasa, y una succión más fuerte en aquellas que son más grandes y tienen más músculo y grasa. Tu propósito no es dejar marcas de hematomas, sino deshacer el tejido cicatricial que forma la estría. Mueve lentamente las ventosas por encima de la estría, en perpendicular a ella, durante unos 5 minutos por zona. Lo puedes hacer cada día y los resultados serán inmediatos, si bien los efectos duraderos tardarán en notarse 2-3 semanas, dependiendo de la gravedad de las estrías.

~~~~~~~~

ANTIARRUGAS Y ANTIENVEJECIMIENTO

A lo largo de la historia, las personas, tanto los hombres como las mujeres, han querido parecer más jóvenes. La mayoría de los productos de belleza y antienvejecimiento se comercializan pensando en las mujeres, pero la industria del antienvejecimiento masculina está creciendo rápidamente. Según la medicina tradicional china, el envejecimiento es un proceso natural que se ve afectado por tu estilo de vida, la dieta y la salud. El principal órgano responsable del crecimiento y el desarrollo son los riñones, por lo que la actividad y los alimentos que perjudican a los riñones acelerarán el envejecimiento.

Todas las causas de las arrugas se reflejan en el cuerpo, específicamente en la piel, que es capaz de regenerarse por sí sola. A medida que envejecemos, las estructuras de soporte de la piel –el colágeno y el tejido conjuntivo– se regeneran cada vez más lentamente, por lo que la piel pierde elasticidad y se debilita, motivo por el que aparecen las arrugas.

La ventosaterapia se utiliza no únicamente para suavizar las arrugas, sino también para aportar el flujo sanguíneo y los nutrientes a las células epiteliales, ayudándolas así a fabricar más colágeno, el cual reduce las arrugas con el tiempo. La terapia con ventosas también ayuda a mejorar la salud general del cuerpo, lo que a su vez puede ayudar a que la piel luzca más joven y sana.

〜〜〜〜〜〜〜〜

Tratamiento *Antiarrugas y antienvejecimiento*
Localización: Pon las ventosas en las zonas de tu cara en las que haya arrugas. No hay puntos específicos para las arrugas.
Aplicación: Aplica el masaje con ventosas en la zona en la que se encuentran las arrugas. Normalmente se utilizan unas ventosas faciales especiales, peque-

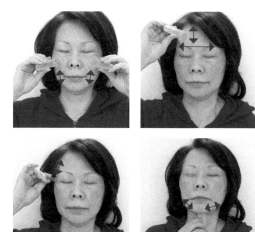

ñas y de silicona. Aplica una succión suave en las zonas de la cara y una ligeramente más fuerte para las zonas del cuerpo. Tu propósito no es dejar marcas de hematomas, sino aportar nutrientes a la zona y facilitar que se acumule colágeno. Mueve las ventosas por encima de la estría, en perpendicular a la arruga, durante unos 5 minutos por zona. Lo puedes hacer cada día y los resultados serán inmediatos, si bien los efectos duraderos tardarán en notarse 2-3 semanas, dependiendo de tu edad y de cuán profundas sean las arrugas.

HINCHAZÓN ABDOMINAL

La hinchazón se refiere a una sensación de saciedad, que provoca molestias leves o graves. Suele aparecer en el abdomen superior (epigastrio), donde se encuentra el estómago, en el abdomen inferior (hipogastrio) o en todo el abdomen. Normalmente, se producen episodios agudos si comes demasiado, sobre todo después de ingerir determinados alimentos o si tienes intolerancia a alguno de ellos. A menudo, la hinchazón crónica o grave es incómoda y molesta, y provoca falta de apetito y náuseas, momento en el cual se debe buscar ayuda profesional. La hinchazón abdominal puede deberse a un sistema digestivo débil, comer en exceso, intolerancias o alergias alimentarias, gastritis (la inflamación del revestimiento del estómago) y estreñimiento (*véase* la página 102 para obtener más información).

~~~~~~~~~~~~~

VC12 *Zhong Wan - Centro del estómago*
Localización: En la línea media anterior del cuerpo, a medio camino entre el esternón y el ombligo.
Cuándo utilizar: Para la mayoría de los tipos de hinchazón en la zona del estómago, ya que ayuda a mejorar la digestión y a mover los alimentos a lo largo del tracto digestivo.
Aplicación: Aplica ventosaterapia suave o media durante 10 o 15 minutos. Aplica el masaje con ventosas en el sentido de las agujas del reloj para mover el gas, los alimentos y los residuos a lo largo del tracto digestivo.

~~~~~~~~~~~~~

VC6 *Qi Hai - Mar de qi*
Localización: En la línea media anterior del cuerpo, a aproximadamente un pulgar (unos 4 cm) por debajo del ombligo.
Cuándo utilizar: Para la hinchazón que se da en el abdomen inferior. Facilita el movimiento del contenido del abdomen inferior y mejora el

funcionamiento del cuerpo como un todo.

Aplicación: Aplica ventosaterapia suave o media durante 10 o 15 minutos. Aplica el masaje con ventosas en el sentido de las agujas del reloj para contribuir a mover el gas, los alimentos y los residuos a lo largo del tracto digestivo.

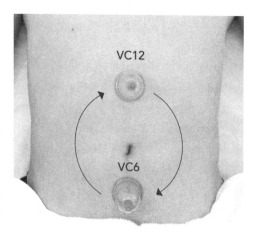

E25 *Tian Shu - Pivote celestial*

Localización: A unos 3 dedos de ancho (o unos 5 cm) a ambos lados del ombligo.

Cuándo utilizar: Para cualquier tipo de hinchazón o la hinchazón del abdomen como un todo. Es especialmente efectivo si el estreñimiento

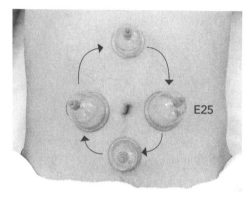

es la causa de la hinchazón, ya que promueve el movimiento intestinal.

Aplicación: Aplica ventosaterapia suave o media durante 10 o 15 minutos. Aplica el masaje con ventosas en el sentido de las agujas del reloj para contribuir a mover el gas, los alimentos y los residuos a lo largo del tracto digestivo.

V20 *Pi Shu - Shu del bazo*

Localización: A 3 cm, aproximadamente, a ambos lados del proceso espinoso de la decimoprimera vértebra torácica (T11).

Cuándo utilizar: Para cualquier tipo de hinchazón y para fortalecer el aparato digestivo.

Aplicación: Aplica ventosaterapia media durante 10 o 15 minutos. Aplica el masaje con ventosas dirigiéndote hacia abajo para ayudar a mover el tracto digestivo.

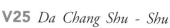

V25 *Da Chang Shu - Shu del intestino grueso*

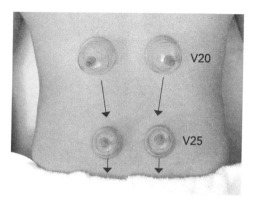

Localización: A 3 cm, aproximadamente, a ambos lados del proceso espinoso de la cuarta vértebra lumbar (L4).

Cuándo utilizar: Para la hinchazón causada por el estreñimiento. Estimula el movimiento intestinal.

Aplicación: Aplica ventosaterapia media durante 10 o 15 minutos. Aplica el masaje con ventosas dirigiéndote hacia abajo para ayudar a mover el tracto digestivo.

ESTREÑIMIENTO

Todo el mundo ha sufrido episodios de estreñimiento (la incapacidad de evacuar las heces durante más de 2 días) en un momento u otro, pero para algunas personas es un problema crónico y a menudo ocurre durante años o incluso décadas. Los casos agudos, como los debidos a deshidratación, fiebre o a la ingestión de determinados alimentos, se suelen resolver después de unos pocos días. En cambio, los casos crónicos son de difícil solución.

La causa del estreñimiento a menudo es una dieta rica en proteínas y grasas y pobre en fibra. Ésta limpia los intestinos y aporta volumen a las heces, mientras que las grasas y las proteínas ralentizan el tiempo de tránsito de los residuos a través de los intestinos, por lo que se absorbe más agua, lo que hace que las heces sean secas y difíciles de expulsar. En la medicina tradicional china, se afirma que los alimentos con un alto contenido en proteínas y grasas son calientes. Los alimentos calientes tienden a secar el cuerpo, por lo que comer alimentos picantes provoca estreñimiento. No beber suficiente agua o tomar grandes cantidades de sustancias diuréticas, como café o bebidas carbonatadas, provoca un exceso de micción, lo que también seca el cuerpo y los intestinos, y causa estreñimiento.

Asimismo, la falta de ejercicio contribuye al estreñimiento. El ejercicio, especialmente el aeróbico o cardiovascular, hace que respiremos mucho más rápido, y el movimiento hacia arriba y hacia abajo del diafragma cuando respiramos ayuda a mover los intestinos. En la medicina tradicional china, los pulmones y el intestino grueso son órganos emparejados. Los pulmones contribuyen al funcionamiento del intestino grueso empujando el qi hacia abajo. Empujar las heces fuera del cuerpo requiere un movimiento descendente del qi. Por lo tanto, si tus pulmones son débiles, es posible que tengas estreñimiento.

A veces, situaciones estresantes como viajar hacen que las personas sufran estreñimiento. Según la medicina tradicional china, esto se debe a que el estrés afecta negativamente al hígado, que mueve el qi por todo el cuerpo y ayuda al bazo en la digestión. Cuando estás estresado, el hígado no puede mover el qi correctamente, lo que hace que tus intestinos se muevan más lentamente. La medicina tradicional china considera que otras emociones, como el dolor o la tristeza, afectan a los pulmones. De nuevo, cuando éstos se ven afectados negativamente, no pueden ayudar a que el intestino grueso empuje el qi hacia abajo.

VC12 *Zhong Wan - Centro del estómago*

Localización: En la línea media anterior del cuerpo, a medio camino entre el esternón y el ombligo.

Cuándo utilizar: Como punto general para mejorar el funcionamiento del sistema digestivo. Ayudar a mover el tracto digestivo, especialmente el estómago y el colon transverso.

Aplicación: Aplica ventosaterapia media durante 10 o 15 minutos. Aplica el masaje con ventosas en el sentido de las agujas del reloj para facilitar que se muevan los residuos a lo largo del tracto digestivo y para promover el movimiento intestinal.

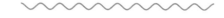

VC6 *Qi Hai - Mar de qi*

Localización: En la línea media anterior del cuerpo, a aproximadamente un pulgar (unos 4 cm) por debajo del ombligo.

Cuándo utilizar: Para mover el contenido del abdomen inferior y facilitar el movimiento intestinal.

Aplicación: Aplica ventosaterapia media durante 10 o 15 minutos. Aplica el masaje con ventosas en el sentido de las agujas del reloj para ayudar a mover el tracto digestivo y facilitar el movimiento intestinal.

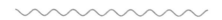

E25 *Tian Shu - Pivote celestial*

Localización: A unos 3 dedos de ancho (o unos 5 cm) a ambos lados del ombligo.

Cuándo utilizar: Para cualquier problema en el intestino grueso, regular los intestinos y promover el movimiento intestinal.

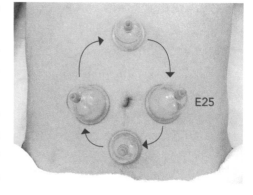

Aplicación: Aplica ventosaterapia media durante 10 o 15 minutos. Aplica el masaje con ventosas en el sentido de las agujas del reloj para ayudar a mover el tracto digestivo y facilitar el movimiento intestinal.

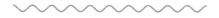

V20 *Pi Shu - Shu del bazo*

Localización: A 3 cm, aproximadamente, a ambos lados del proceso espinoso de la decimoprimera vértebra torácica (T11).

Cuándo utilizar: Para cualquier tipo de estreñimiento, especialmente si no hay ganas de defecar. Fortalece el sistema digestivo, sobre todo en los casos de peristaltismo lento o de sistema digestivo lento.

Aplicación: Aplica ventosaterapia media durante 10 o 15 minutos. Aplica el masaje con ventosas dirigiéndote hacia abajo para ayudar a mover el tracto digestivo.

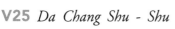

V25 *Da Chang Shu - Shu del intestino grueso*

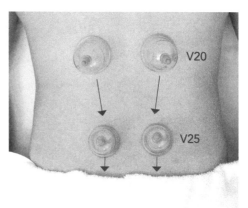

Localización: A 3 cm, aproximadamente, a ambos lados del proceso espinoso de la cuarta vértebra lumbar (L4).

Cuándo utilizar: Para cualquier tipo de estreñimiento, ya que facilita el movimiento intestinal.

Aplicación: Aplica ventosaterapia media durante 10 o 15 minutos. Aplica el masaje con ventosas dirigiéndote hacia abajo para ayudar a mover el tracto digestivo.

E36 *Zu San Li -A tres distancias de la pierna*

Localización: 4 dedos de ancho (unos 7,5 cm) por debajo de la esquina lateral inferior de la rótula y el ancho de un pulgar (unos 2,5 cm) lateral a la tibia.

Cuándo utilizar: Para mejorar el funcionamiento del sistema digestivo. Ayuda a mover el sistema digestivo y facilita el movimiento intestinal.

Aplicación: Aplica ventosaterapia media durante 10 o 15 minutos. Aplica el masaje con ventosas dirigiéndote hacia abajo para ayudar a mover el tracto digestivo.

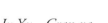

E37 *Shang Ju Xu - Gran vacío superior*

Localización: 4 dedos de ancho (unos 7,5 cm) por debajo del punto E36 y aproximadamente el ancho de un pulgar (unos 2,5 cm) lateral a la tibia.

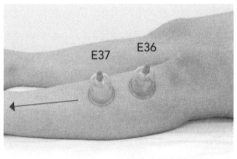

Cuándo utilizar: Para cualquier problema del intestino grueso. Ayudar a mover el sistema digestivo y facilita el movimiento intestinal.

Aplicación: Aplica ventosaterapia media durante 10 o 15 minutos. Aplica el masaje con ventosas dirigiéndote hacia abajo para mover el tracto digestivo.

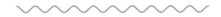

DIARREA

La mayor parte de los episodios de diarrea son de corta duración, y sólo ocurren cuando la persona está enferma, ingiere algún alimento que no le conviene a su sistema digestivo o que está en mal estado. Sin embargo, algunas personas pueden sufrir diarrea durante muchas semanas o meses, o incluso años. Ésta resulta incómoda o embarazosa en el mundo desarrollado, pero en los países en desarrollo, además, representa un peligro. Entre las causas de la diarrea, se incluyen la gripe estomacal, la intoxicación alimentaria, la intolerancia a determinados alimentos (como los lácteos), el síndrome del intestino irritable, la colitis ulcerosa y la enfermedad de Crohn.

En la medicina tradicional china, las causas a menudo se asocian con un bazo débil, un hígado enfermo, una humedad excesiva que ataca el bazo o comer demasiados alimentos calientes.

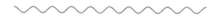

VC12 *Zhong Wan - Centro del estómago*
Localización: En la línea media anterior del cuerpo, a medio camino entre el esternón y el ombligo.
Cuándo utilizar: Como punto general para mejorar el funcionamiento del sistema digestivo.
Aplicación: Aplica ventosaterapia suave o media durante 10 o 15 minutos. Aplica el masaje con ventosas en el sentido contrario al de las agujas del reloj para enlentecer el movimiento intestinal y detener la diarrea.

VC6 *Qi Hai - Mar de qi*
Localización: En la línea media anterior del cuerpo, a aproximadamente un pulgar (unos 4 cm) por debajo del ombligo.
Cuándo utilizar: Para fortalecer el cuerpo como un todo. Es especialmente útil si la diarrea se debe a un sistema digestivo débil.

Aplicación: Aplica ventosaterapia suave o media durante 10 o 15 minutos. Aplica el masaje con ventosas en el sentido contrario al de las agujas del reloj para enlentecer el tracto digestivo y detener la diarrea.

~~~~~~~~~~~~~~~~~~~~~~~~~~

E25 *Tian Shu - Pivote celestial*

Localización: A unos 3 dedos de ancho (o unos 5 cm) a ambos lados del ombligo.

Cuándo utilizar: Para cualquier problema en el intestino grueso; regula los intestinos y detiene la diarrea.

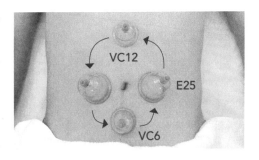

Aplicación: Aplica ventosaterapia suave o media durante 10 o 15 minutos. Aplica el masaje con ventosas en el sentido contrario al de las agujas del reloj para enlentecer el tracto digestivo y detener la diarrea.

~~~~~~~~~~~~~~~~~~~~~~~~~~

V20 *Pi Shu - Shu del bazo*

Localización: A 3 cm, aproximadamente, a ambos lados del proceso espinoso de la decimoprimera vértebra torácica (T11).

Cuándo utilizar: Para cualquier tipo de diarrea, especialmente en caso de heces blandas crónicas. Fortalece el sistema digestivo.

Aplicación: Aplica ventosaterapia suave o media durante 10 o 15 minutos. Aplica el masaje con ventosas dirigiéndote hacia arriba para detener la diarrea.

~~~~~~~~~~~~~~~~~~~~~~~~~~

V25 *Da Chang Shu - Shu del intestino grueso*

Localización: A 3 cm, aproximadamente, a ambos lados del proceso espinoso de la cuarta vértebra lumbar (L4).

Cuándo utilizar: Para cualquier tipo de problema en el intestino grueso. Detiene la diarrea.

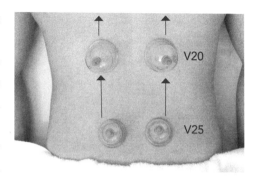

Aplicación: Aplica ventosaterapia suave o media durante 10 o 15 minutos. Aplica el masaje con ventosas dirigiéndote hacia arriba para detener la diarrea.

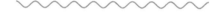

E36 *Zu San Li - A tres distancias de la pierna*

Localización: 4 dedos de ancho (unos 7,5 cm) por debajo de la esquina lateral inferior de la rótula y el ancho de un pulgar (unos 2,5 cm) lateral a la tibia.

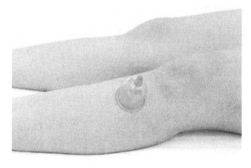

Cuándo utilizar: Para mejorar el funcionamiento del sistema digestivo. Detiene la diarrea.

Aplicación: Aplica ventosaterapia suave o media durante 10 o 15 minutos. Aplica el masaje con ventosas hacia arriba por la pierna para detener la diarrea.

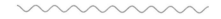

E37 *Shang Ju Xu - Gran vacío superior*

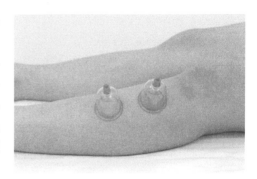

Localización: 4 dedos de ancho (unos 7,5 cm) por debajo del punto E36 y aproximadamente el ancho de un pulgar (unos 2,5 cm) lateral a la tibia.

Cuándo utilizar: Para cualquier problema del intestino grueso. Detiene la diarrea.

Aplicación: Aplica ventosaterapia suave o media durante 10 o 15 minutos. Aplica el masaje con ventosas hacia arriba por la pierna para detener la diarrea.

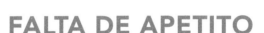

FALTA DE APETITO

La pérdida parcial de apetito se conoce como hiporexia, mientras que la pérdida total, como anorexia (no debe confundirse con el trastorno de la alimentación o anorexia nerviosa). La mayor parte de las causas son relativamente inocuas, pero algunas pueden ser bastante graves. Algunas de las principales causas son determinadas infecciones agudas, el dolor, el estrés y las emociones negativas, las enfermedades crónicas, el sistema digestivo deficiente o debilitado, la enfermedad metabólica o los efectos secundarios de la medicación.

Según la medicina tradicional china, la falta de apetito causada por una infección aguda se debe a la invasión del patógeno Viento y la ventosaterapia ayuda a succionar el patógeno Viento. En el caso de la falta de apetito debido al dolor, la causa es el estancamiento del qi y de la sangre, y la terapia con ventosas resulta muy eficaz para mover el qi y la sangre, liberar los bloqueos y mitigar el dolor. El estrés y las emociones negativas reducen la capacidad del hígado de enviar el qi y la sangre al estómago y al bazo, lo que provoca pérdida de apetito; en este caso, la ventosaterapia ayuda a mover el qi y la sangre por el cuerpo, calmar el hígado y tranquilizar la mente. Las personas con enfermedades crónicas a menudo tienen poco apetito; la ventosaterapia aumenta la energía del cuerpo y fortalece el sistema digestivo. Asimismo, vigoriza un sistema digestivo débil y hace que este sistema tenga un funcionamiento más rápido, lo que mejora el apetito.

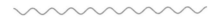

VC12 *Zhong Wan - Centro del estómago*

Localización: En la línea media anterior del cuerpo, a medio camino entre el esternón y el ombligo.

Cuándo utilizar: Como punto general para mejorar el sistema digestivo y el apetito.

Aplicación: Aplica ventosaterapia suave o media durante 10 o 15 minutos. Aplica el masaje con ventosas en el sentido de las agujas del reloj para facilitar la digestión.

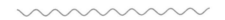

VC6 *Qi Hai - Mar de qi*

Localización: En la línea media anterior del cuerpo, a aproximadamente un pulgar (unos 4 cm) por debajo del ombligo.

Cuándo utilizar: Para fortalecer el cuerpo como un todo. Es especialmente útil si tienes un sistema digestivo débil.

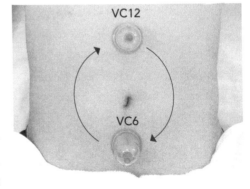

Aplicación: Aplica ventosaterapia suave o media durante 10 o 15 minutos. Aplica el masaje con ventosas en el sentido de las agujas del reloj para facilitar la digestión.

V20 *Pi Shu - Shu del bazo*
Localización: A 3 cm, aproximadamente, a ambos lados del proceso espinoso de la decimoprimera vértebra torácica (T11).

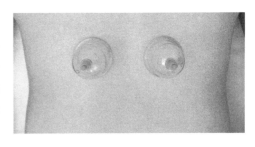

Cuándo utilizar: Como punto general para fortalecer el sistema digestivo y mejorar el apetito.
Aplicación: Aplica ventosaterapia suave o media durante 10 o 15 minutos.

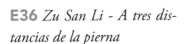

E36 *Zu San Li - A tres distancias de la pierna*
Localización: 4 dedos de ancho (unos 7,5 cm) por debajo de la esquina lateral inferior de la rótula y el ancho de un pulgar (unos 2,5 cm) lateral a la tibia.

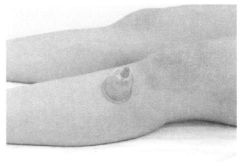

Cuándo utilizar: Para mejorar el sistema digestivo como un todo, para estimular el apetito.
Aplicación: Aplica ventosaterapia suave o media durante 10 o 15 minutos.

MENSTRUACIÓN IRREGULAR

La menstruación irregular puede indicar un desequilibrio en el cuerpo, como un desequilibrio entre los estrógenos y la progesterona. Puede deberse a un abandono de los anticonceptivos (que están compuestos de estrógenos y progesterona), al síndrome de ovario poliquístico, a problemas de tiroides o a fibromas uterinos (pólipos). La ventosaterapia regula los desequilibrios corporales, lo que facilita tener una menstruación regular.

Según la medicina tradicional china, la menstruación irregular se debe a un trabajo excesivo y a la falta de descanso, lo que provoca que el cuerpo se vacíe y se debilite con el tiempo. Cuando el bazo se debilita, no controla el flujo de sangre, provocando que ésta baje antes. La ventosaterapia fortalece el cuerpo y el bazo.

Una dieta irregular –como no comer lo suficiente o ingerir comidas que no son nutritivas– también daña y debilita el bazo, provocando períodos tempranos. El consumo excesivo de alimentos calientes por naturaleza, como los picantes, puede hacer que se acumule calor en el cuerpo. El calor provoca que la sangre fluya más rápido y de manera más descontrolada, lo que hace que salga con facilidad de los vasos sanguíneos y provoque períodos tempranos. Los alimentos fríos, como las bebidas o los alimentos crudos o refrigerados, hacen que el frío se acumule en el cuerpo, lo que ralentiza el movimiento y retrasa los períodos. La ventosaterapia fortalece el bazo y absorbe los patógenos Frío o Calor del cuerpo.

El estrés, la ira o la frustración impiden un adecuado funcionamiento del hígado. Se afirma que éste mueve el qi por todo el cuerpo, y el movimiento del qi impulsa el flujo de la sangre. También se considera que la sangre del hígado es la fuente de la sangre menstrual. Si el hígado está estresado, el qi y la sangre no fluyen, lo que provoca un retraso en la menstruación. La ventosaterapia resulta muy eficaz para mover el qi y la sangre, lo que regula la menstruación.

Las enfermedades crónicas también causan debilitamiento en el organismo. Esto afecta sobre todo a los riñones, los encargados de la menstruación, según la medicina tradicional china. Así pues, si éstos se debilitan, la menstruación se vuelve irregular. La ventosaterapia nutre y fortalece los riñones, ayudándolos a regular la menstruación.

VC4 *Guan Yuan - Puerta de origen*

Localización: En la línea media anterior de la parte inferior del abdomen, 3 dedos de ancho (o unos 5 cm) por encima del hueso púbico.

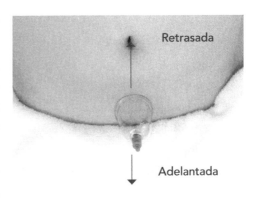

Cuándo utilizar: Para cualquier tipo de menstruación irregular.

Aplicación: Aplica ventosaterapia media o fuerte durante 10 o 15 minutos. Aplica masaje con ventosas hacia abajo, hacia el pubis, si la menstruación se retrasa, y hacia arriba, hacia el ombligo, una semana antes de la menstruación si ésta suele adelantarse.

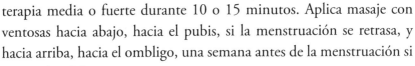

Zi Gong - *Palacio del hijo*

Localización: 4 dedos de ancho (o aproximadamente 7,5 cm) hacia los lados y un pulgar de ancho (o 2,5 cm) por debajo del punto VC4.

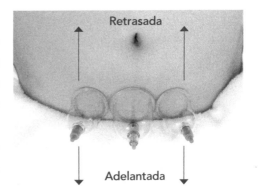

Cuándo utilizar: Para cualquier tipo de menstruación irregular.

Aplicación: Aplica ventosaterapia media o fuerte durante 10 o 15 minutos. Aplica masaje con ventosas hacia abajo, hacia el pubis, si la menstruación se retrasa, y hacia arriba, hacia el ombligo, una semana antes de la menstruación si ésta suele adelantarse.

B10 *Xue Hai - Mar de sangre*
Localización: 3 dedos de ancho (o unos 5 cm) medial y superior a la esquina medial superior de la rótula.
Cuándo utilizar: Para regular la sangre y para todo tipo de menstruación irregular, pero resulta aún más eficaz

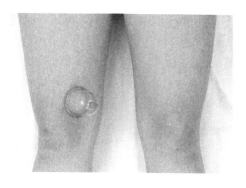

para los períodos que se retrasan y son dolorosos.
Aplicación: Aplica ventosaterapia media o fuerte durante 10 o 15 minutos.

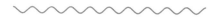

B6 *San Yin Jiao - Intersección de los tres Yin*
Localización: 4 dedos de ancho (o unos 7,5 cm) por encima de la punta del maléolo medial, posterior al borde medial de la tibia.
Cuándo utilizar: Para cualquier tipo de menstruación

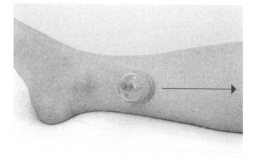

irregular, pero resulta aún más eficaz para los períodos que se retrasan.
Aplicación: Aplica ventosaterapia suave, media o fuerte durante 10 o 15 minutos. Aplica masaje con ventosas hacia arriba, hacia la rodilla, si la menstruación se retrasa.

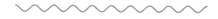

V18 *Gan Shu - Shu del hígado*
Localización: A 3 cm, aproximadamente, a ambos lados del proceso espinoso de la novena vértebra torácica (T9).

Cuándo utilizar: Para cualquier tipo de menstruación irregular, pero resulta aún más eficaz para los períodos que se retrasan y son dolorosos.

Aplicación: Aplica ventosaterapia suave, media o fuerte durante 10 o 15 minutos. Aplica masaje con ventosas por la espalda hacia abajo si la menstruación se retrasa y hacia arriba, una semana antes de la menstruación, si ésta suele adelantarse.

~~~~~~~~~~~~

V23 *Shen Shu - Shu de los riñones*

Localización: A 3 cm, aproximadamente, a ambos lados del proceso espinoso de la segunda vértebra lumbar (L2).

Cuándo utilizar: Para cualquier tipo de menstruación irregular.

Aplicación: Aplica ventosaterapia suave, media o fuerte

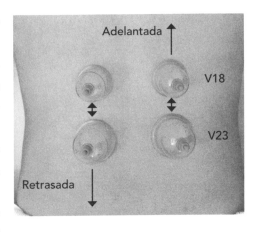

durante 10 o 15 minutos. Aplica masaje con ventosas por la espalda hacia abajo si la menstruación se retrasa y hacia arriba, una semana antes de la menstruación, si ésta suele adelantarse.

~~~~~~~~~~~~

MENSTRUACIÓN DOLOROSA

La menstruación dolorosa, o dismenorrea, tiende a manifestarse cuando el período está a punto de comenzar. El síntoma principal es el dolor o los calambres en la parte baja del abdomen; además, puedes notar dolor en las caderas, la parte interna de los muslos o la parte baja de la espalda, y quizás también diarrea, náuseas, dolor de cabeza, sensibilidad en los senos, cambios en el apetito y de humor. Muchas mujeres con dismenorrea descubren que no tienen ningún problema subyacente. De todos modos, entre las causas comunes se pueden incluir los fibromas uterinos, la endometriosis o la enfermedad inflamatoria pélvica. El tratamiento para la dismenorrea es limitado.

Según la medicina tradicional china, el estrés y otras emociones como la ira, la preocupación, la frustración y la ansiedad contribuyen en gran medida a que la menstruación sea dolorosa. Estas emociones tienden a afectar al hígado, la fuente de la sangre menstrual, que envía la sangre al útero con el fin de prepararlo para la ovulación. Un hígado estresado es un hígado estancado, con problemas para enviar el qi y la sangre al útero, lo que provoca dolor. La ventosaterapia se puede utilizar para romper este estancamiento y aliviar el dolor.

También, según la medicina tradicional china, otra causa puede ser el clima frío o la sensación de frío. El patógeno Frío puede penetrar en el cuerpo de una mujer a través de una abertura, como los poros de la piel, pero también de la abertura vaginal. El frío provoca que los vasos sanguíneos se contraigan y se restrinja el movimiento de la sangre, lo que puede causar dolor. La ventosaterapia extrae el patógeno Frío, mueve la sangre y mitiga el dolor.

Trabajar demasiado o padecer una enfermedad crónica drena el qi y la sangre del cuerpo. Se necesita qi para mover la sangre, por lo que, si no tienes suficiente qi para moverla correctamente, ésta se estancará, lo que causará dolor. Se puede aplicar la ventosaterapia para mover la sangre y aliviar el dolor.

Una actividad sexual excesiva también provoca una menstruación dolorosa. La actividad sexual consume el qi de los riñones, los encargados de la reproducción. Los riñones también se encargan de la menstruación. Si están debilitados por una actividad sexual excesiva, no son capaces de controlar la menstruación, lo que provoca dolor. La terapia con ventosas regula la menstruación, mueve el qi y la sangre, y alivia el dolor.

VC4 *Guan Yuan - Puerta de origen*

Localización: En la línea media anterior de la parte inferior del abdomen, 3 dedos de ancho (o unos 5 cm) por encima del hueso púbico.

Cuándo utilizar: Para cualquier tipo de menstruación dolorosa.

Aplicación: Aplica ventosaterapia media o fuerte durante 10 o 15 minutos. Aplica masaje con ventosas hacia abajo, hacia el pubis, entre 3 y 5 minutos. Aplica la técnica cada día durante los 5 días previos al inicio de la menstruación y los primeros 2 días de ésta.

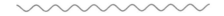

Zi Gong *- Palacio del hijo*

Localización: 4 dedos de ancho (o aproximadamente 7,5 cm) hacia los lados y un pulgar de ancho (o 2,5 cm) por debajo del punto VC4.

Cuándo utilizar: Para cualquier tipo de menstruación dolorosa.

Aplicación: Aplica ventosaterapia media o fuerte durante 10 o 15 minutos. Aplica masaje con ventosas hacia

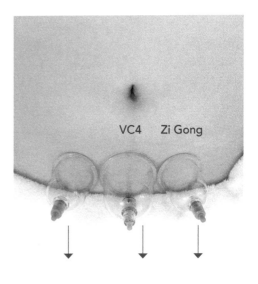

abajo, hacia el pubis, entre 3 y 5 minutos. Aplica la técnica cada día durante los 5 días previos al inicio de la menstruación y los primeros 2 días de ésta.

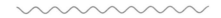

B10 *Xue Hai - Mar de sangre*

Localización: 3 dedos de ancho (o unos 5 cm) medial y superior a la esquina medial superior de la rótula.

Cuándo utilizar: Para todo tipo de menstruación dolorosa.

Aplicación: Aplica ventosaterapia media o fuerte durante 10 o 15 minutos. Aplica masaje con ventosas hacia abajo, hacia el pubis, entre 3 y 5 minutos. Aplica la técnica cada día durante los 5 días previos al inicio de la menstruación y los primeros 2 días de ésta.

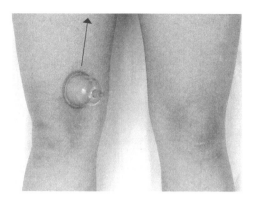

B6 *San Yin Jiao - Intersección de los tres Yin*

Localización: 4 dedos de ancho (o unos 7,5 cm) por encima de la punta del maléolo medial, posterior al borde medial de la tibia.

Cuándo utilizar: Para cualquier tipo de menstruación dolorosa.

Aplicación: Aplica ventosaterapia media o fuerte durante 10 o 15 minutos. Aplica masaje con ventosas hacia abajo, hacia el pubis, entre 3 y 5 minutos. Aplica la técnica cada día durante los 5 días previos al inicio de la menstruación y los primeros 2 días de ésta.

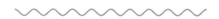

V18 *Gan Shu - Shu del hígado*

Localización: A 3 cm, aproximadamente, a ambos lados del proceso espinoso de la novena vértebra torácica (T9).

Cuándo utilizar: Para cualquier tipo de menstruación dolorosa.

Aplicación: Aplica ventosaterapia media o fuerte durante 10 o 15 minutos. Aplica masaje con ventosas hacia abajo, hacia el pubis, entre 3 y 5 minutos. Aplica la técnica cada día durante los 5 días previos al inicio de la menstruación y los primeros 2 días de ésta.

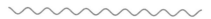

V23 *Shen Shu - Shu de los riñones*

Localización: A 3 cm, aproximadamente, a ambos lados del proceso espinoso de la segunda vértebra lumbar (L2).

Cuándo utilizar: Para cualquier tipo de menstruación dolorosa.

Aplicación: Aplica ventosaterapia media o fuerte durante 10 o 15 minutos. Apli-

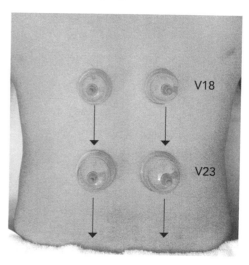

ca masaje con ventosas hacia abajo, hacia el pubis, entre 3 y 5 minutos. Aplica la técnica cada día durante los 5 días previos al inicio de la menstruación y los primeros 2 días de ésta.

INFERTILIDAD

A medida que envejecemos, aumenta la probabilidad de infertilidad. Alrededor del 50 % de los casos se deben al miembro femenino de la pareja y el otro 50 %, al masculino, pero es más probable que sean las mujeres, y no los hombres, quienes se sometan al diagnóstico y busquen tratamiento. Este libro se ocupará únicamente de la infertilidad femenina.

Hay muchas causas de infertilidad femenina. Una de ellas es el desequilibrio hormonal, que puede provocar numerosos problemas, como trastornos en la ovulación, menstruación irregular, endometriosis e infertilidad.

Según la medicina tradicional china, la infertilidad se debe a una mala constitución, una enfermedad crónica, el exceso de trabajo, la dieta o el estrés, lo que reduce el qi y la sangre necesarios para sustentar el embrión. La ventosaterapia restaura el cuerpo eliminando cualquier posible patógeno que pueda haber, calma el hígado para facilitar el movimiento del qi y de la sangre hacia el útero, y fortalece los órganos internos.

La dieta también juega un papel importante en el cuerpo. La comida es la fuente de la que derivan tanto el qi como la sangre. Si no comes lo suficiente o si consumes muchos alimentos basura con un valor nutricional bajo, tu cuerpo no producirá suficiente qi y sangre. La comida basura ingerida en exceso también provoca una acumulación de toxinas en el cuerpo y daña los órganos internos. La ventosaterapia facilita que el sistema digestivo funcione mejor y elimina las toxinas del cuerpo.

La infertilidad es un trastorno muy complejo que se debe a múltiples causas. Es importante obtener un diagnóstico preciso por parte de un especialista en fertilidad para seguir una estrategia adecuada. Algunas causas son mucho más difíciles de solucionar que otras. En muchos casos, es posible que la ventosaterapia no pueda curar la infertilidad, pero sí ayudar al cuerpo a trabajar para estar más sano y, por lo tanto, para que las mujeres tengan más posibilidades de quedarse embarazadas. También es una buena herramienta como tratamiento adyuvante con otros tratamientos de fertilidad. Es muy probable que otros tratamientos de la medicina tradicional china, como la acupuntura o la medicina herbal, obtengan mejores resultados que la terapia con ventosas.

VC4 *Guan Yuan - Puerta de origen*

Localización: En la línea media anterior de la parte inferior del abdomen, 3 dedos de ancho (o unos 5 cm) por encima del hueso púbico.

Cuándo utilizar: Para cualquier tipo de infertilidad.

Aplicación: Aplica ventosaterapia suave, media o fuerte durante 10 o 15 minutos. Aplica una succión más suave si la mujer tiene una constitución más débil. Aplica una succión más fuerte con una menstruación dolorosa.

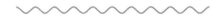

Zi Gong - *Palacio del hijo*

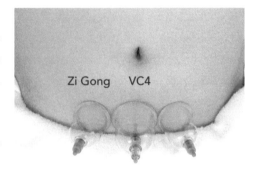

Localización: 4 dedos de ancho (o aproximadamente 7,5 cm) hacia los lados y un pulgar de ancho (o 2,5 cm) por debajo del punto VC4.

Cuándo utilizar: Para cualquier tipo de infertilidad.

Aplicación: Aplica ventosaterapia suave, media o fuerte durante 10 o 15 minutos. Aplica una succión más suave si la mujer tiene una constitución más débil. Aplica una succión más fuerte con una menstruación dolorosa.

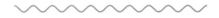

B10 *Xue Hai - Mar de sangre*

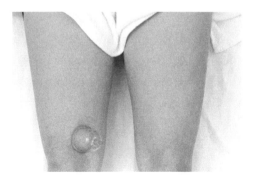

Localización: 3 dedos de ancho (o unos 5 cm) medial y superior a la esquina medial superior de la rótula.

Cuándo utilizar: Para cualquier tipo de infertilidad.

Aplicación: Aplica ventosaterapia suave, media o fuerte durante 10 o 15 minutos. Aplica una succión más suave si la mujer tiene una constitución más débil. Aplica una succión más fuerte con una menstruación dolorosa.

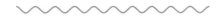

B6 *San Yin Jiao - Intersección de los tres Yin*
Localización: 4 dedos de ancho (o unos 7,5 cm) por encima de la punta del maléolo medial, posterior al borde medial de la tibia.

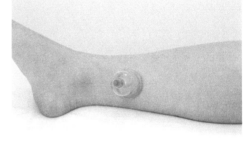

Cuándo utilizar: Para cualquier tipo de infertilidad.
Aplicación: Aplica ventosaterapia suave, media o fuerte durante 10 o 15 minutos. Aplica una succión más suave si la mujer tiene una constitución más débil. Aplica una succión más fuerte con una menstruación dolorosa.

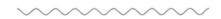

V18 *Gan Shu - Shu del hígado*
Localización: A 3 cm, aproximadamente, a ambos lados del proceso espinoso de la novena vértebra torácica (T9).
Cuándo utilizar: Para cualquier tipo de infertilidad.
Aplicación: Aplica ventosaterapia suave, media o fuerte durante 10 o 15 minutos. Aplica una succión más suave si la mujer tiene una constitución más débil. Aplica una succión más fuerte con una menstruación dolorosa.

V23 *Shen Shu - Shu de los riñones*

Localización: A 3 cm, aproximadamente, a ambos lados del proceso espinoso de la segunda vértebra lumbar (L2).
Cuándo utilizar: Para cualquier tipo de infertilidad.
Aplicación: Aplica ventosaterapia suave, media o fuerte durante 10 o 15 minutos. Aplica una succión más suave si la mujer tiene una constitución más débil. Aplica una succión más fuerte con una menstruación dolorosa.

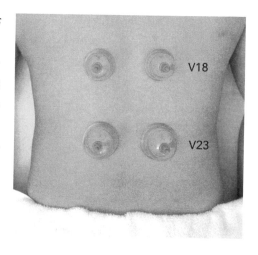

SÍNDROME MENOPÁUSICO

Muchas mujeres sufren síntomas perimenopáusicos o menopáusicos, como los sofocos, la sudoración nocturna, el insomnio y los cambios de humor, meses o incluso años antes, durante y después de la menopausia. La ventosaterapia ayuda a regular el cuerpo para hacer frente a los síntomas de la menopausia.

Según la medicina tradicional china, la esencia del riñón es la base de la vida. La esencia la heredas de los padres cuando te conciben y comienza a declinar en el momento en el que naces. La esencia no se puede reponer, sólo puede disminuir. Los riñones utilizan la esencia para producir otros dos tipos de energías renales: el Yin del riñón y el Yang del riñón. Según la teoría del Yin y el Yang, las mujeres tienen una naturaleza más Yin, mientras que los hombres son más Yang. Por lo tanto, las mujeres necesitan más Yin, pero, al mismo tiempo, consumen más a lo largo de sus vidas. En el momento en el que llegan a la menopausia, ya han gastado gran parte de su energía Yin, por lo que tienen una deficiencia de Yin. Esto explica la mayoría de los síntomas de la menopausia. Entre los síntomas de la deficiencia de Yin, se incluyen los sofocos, la sudoración nocturna, el insomnio, la sequedad, la irritabilidad y la fatiga, por mencionar sólo algunos. Se puede recurrir a la ventosaterapia para fortalecer los riñones y eliminar algo de calor, y aliviar así los sofocos y la sudoración nocturna.

~~~~~~~~~~~~~~~

VC4 *Guan Yuan - Puerta de origen*
Localización: En la línea media anterior de la parte inferior del abdomen, 3 dedos de ancho (o unos 5 cm) por encima del hueso púbico.
Cuándo utilizar: Para cualquier síntoma de menopausia, ya que alimenta los riñones y el Yin.

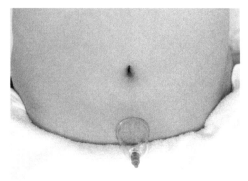

Aplicación: Aplica ventosaterapia suave o media durante 10 o 15 minutos, 2 veces a la semana.

~~~~~~~~~~~~~~~

B6 *San Yin Jiao - Intersección de los tres Yin*
Localización: 4 dedos de ancho (o unos 7,5 cm) por encima de la punta del maléolo medial, posterior al borde medial de la tibia.

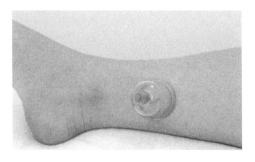

Cuándo utilizar: Para cualquier síntoma de la menopausia, ya que alimenta los riñones y el Yin.

Aplicación: Aplica ventosaterapia suave o media durante 10 o 15 minutos, 2 veces a la semana.

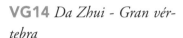

VG14 *Da Zhui - Gran vértebra*

Localización: Debajo del proceso espinoso de la séptima vértebra cervical (C7), aproximadamente al nivel del acromion (hombros).

Cuándo utilizar: Para las sudoraciones nocturnas y los sofocos.

Aplicación: Aplica ventosa-

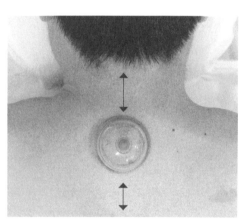

terapia media o fuerte durante 10 o 15 minutos, 2 veces a la semana. Aplica el masaje con ventosas a lo largo del cuello para eliminar el calor y tratar las sudoraciones nocturnas y los sofocos. Aplica el sangrado con ventosas 1 vez a la semana si éstos son muy fuertes.

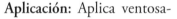

V15 *Xin Shu - Shu del corazón*

Localización: A 3 cm, aproximadamente, a ambos lados del proceso espinoso de la quinta vértebra torácica (T5).

Cuándo utilizar: Para el insomnio, la irritabilidad, los

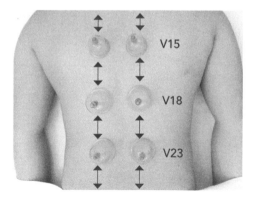

arranques de mal genio, la inquietud, los sofocos y las sudoraciones nocturnas.

Aplicación: Aplica ventosaterapia suave o media durante 10 o 15 minutos, 2 veces a la semana. Aplica el masaje con ventosas a lo largo de la espalda para tratar los sofocos, las sudoraciones nocturnas, la irritabilidad, la inquietud y los arranques de mal genio.

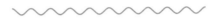

V18 *Gan Shu - Shu del hígado*

Localización: A 3 cm, aproximadamente, a ambos lados del proceso espinoso de la novena vértebra torácica (T9).

Cuándo utilizar: Para la depresión, la irritabilidad, los arranques de mal genio y la inquietud.

Aplicación: Aplica ventosaterapia suave o media durante 10 o 15 minutos, 2 veces a la semana. Aplica el masaje con ventosas a lo largo de la espalda para tratar la irritabilidad, los sofocos, la inquietud y los arranques de mal genio.

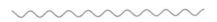

V23 *Shen Shu - Shu de los riñones*

Localización: A 3 cm, aproximadamente, a ambos lados del proceso espinoso de la segunda vértebra lumbar (L2).

Cuándo utilizar: Para todos los síntomas de la menopausia y para nutrir los riñones.

Aplicación: Aplica ventosaterapia suave o media durante 10 o 15 minutos, 2 veces a la semana.

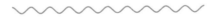

RESFRIADO COMÚN

Por lo general inofensivo y autolimitado, un resfriado común suele resolverse por sí solo. Sin embargo, si no se trata, puede dar lugar a infecciones secundarias, como infecciones de oído, faringitis estreptocócica, neumonía o bronquiolitis.

Según la medicina tradicional china, los resfriados comunes se deben a que el patógeno Viento ataca las capas superficiales del cuerpo, así como a un sistema inmunitario débil o poco preparado. El Viento también puede traer consigo otros patógenos, como Frío, Calor, Humedad o Sequedad. Estos patógenos determinan qué tipos de síntomas experimentas con tu resfriado. El patógeno Frío provoca escalofríos, secreción nasal y dolores corporales fuertes. El patógeno Calor provoca dolor de garganta, tos seca y fiebre. El patógeno Humedad causa dolores corporales, congestión y mucha flema. Finalmente, el patógeno Sequedad da lugar a dolor de garganta seco y tos seca.

Si tu sistema inmunitario está temporalmente deprimido, como cuando no duermes lo suficiente, no llevas ropa de abrigo o hace frío, el Viento puede penetrar en tu sistema inmunitario y traer consigo los otros patógenos. En la medicina tradicional china, la mejor manera de deshacerse del patógeno Viento consiste en abrir los poros y expulsarlo. La ventosaterapia es una excelente manera de hacerlo.

~~~~~~~~~~

Tratamiento *Resfriado común*
Localización: Todo el pecho (evita los pezones).
Cuándo utilizar: Para cualquier tipo de resfriado común, sobre todo si hay tos, congestión en el pecho, congestión nasal, sibilancias o falta de aire.
Aplicación: Aplica el masaje con ventosas con una succión suave o media a lo largo del pecho para eliminar el patógeno de los pulmones. Empieza en el centro y desplázate hacia fuera, y de arriba abajo, evitando pasar por encima de los pezones.

VG14 *Da Zhui - Gran vértebra*

Localización: Debajo del proceso espinoso de la séptima vértebra cervical (C7), aproximadamente al nivel del acromion (hombros).

Cuándo utilizar: Para cualquier tipo de resfriado común, pero resulta especialmente eficaz en el dolor de garganta y la fiebre.

Aplicación: Aplica ventosaterapia fuerte durante 10 o 15 minutos, 1 vez al día, hasta que el resfriado se cure. Aplica el masaje con ventosas a lo largo del cuello para eliminar el patógeno Calor para la fiebre y el dolor de garganta. Aplica el sangrado con ventosas si la fiebre es alta.

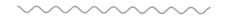

V12 *Feng Men - Puerta del Viento*

Localización: A 3 cm, aproximadamente, a ambos lados del proceso espinoso de la segunda vértebra torácica (T2).

Cuándo utilizar: Para cualquier tipo de resfriado común.

Aplicación: Aplica el masaje con ventosas con una succión media o fuerte a lo largo de la espalda durante 10 o 15 minutos, 1 vez al día, hasta que el resfriado se cure.

V13 *Fei Shu - Shu del pulmón*

Localización: A 3 cm, aproximadamente, a ambos lados del proceso espinoso de la tercera vértebra torácica (T3).

Cuándo utilizar: Para cualquier resfriado común.

Aplicación: Aplica el masaje con ventosas con una succión media o fuerte a lo largo de la espalda durante

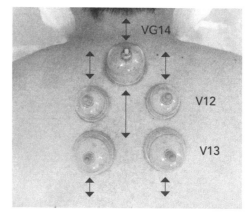

10 o 15 minutos, 1 vez al día, hasta que el resfriado se cure.

E36 *Zu San Li - A tres distancias de la pierna*

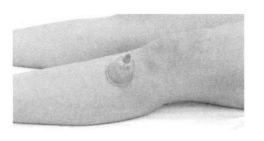

Localización: 4 dedos de ancho (unos 7,5 cm) por debajo de la esquina lateral inferior de la rótula y el ancho de 1 pulgar (unos 2,5 cm) lateral a la tibia.

Cuándo utilizar: Para un resfriado prolongado o una enfermedad frecuente.

Aplicación: Aplica ventosaterapia suave o media durante 10 o 15 minutos, 1 vez al día, hasta que el resfriado se cure.

~~~~~~~~~~~~~~~~~~~

GRIPE ESTOMACAL

En medicina, no existe un tratamiento para la gripe estomacal, o gastroenteritis viral. El mejor tratamiento es descansar lo suficiente y permanecer hidratado. La gripe estomacal es autolimitada y suele desaparecer transcurridos unos días. Evita los alimentos y el agua sospechosos de estar contaminados, lávate las manos a menudo y evita el contacto con personas que tengan gastroenteritis viral. Si la contraes, es mejor que no ingieras determinados alimentos hasta que te sientas mejor y los puedas reintroducir más adelante.

En la medicina tradicional china, la gripe estomacal se debe a un patógeno externo, por lo general Humedad, combinado con frío o calor. La humedad penetra en el cuerpo enganchándose al patógeno Viento. A la humedad le gusta atacar el bazo. Al bazo no le gusta estar húmedo, ya que su trabajo consiste en eliminar el agua patógena o los residuos líquidos del cuerpo. El bazo también se ocupa del sistema digestivo y, cuando es atacado por la humedad, no puede controlar adecuadamente los intestinos ni eliminar el agua patógena. Las heces se vuelven muy líquidas y provocan diarrea. Cuando la humedad invade el estómago, te sientes muy lleno e hinchado, como si acabaras de beber mucha agua. La humedad también evita que el estómago envíe comida al intestino delgado. La comida tiene que ir a alguna parte, pero como no puede bajar, volverá a subir, provocando náuseas y vómitos. Los dolores corporales y la fiebre se deben al patógeno Viento que ataca el cuerpo. La ventosaterapia succiona del cuerpo los patógenos Viento y Humedad. También contribuye a armonizar el bazo, el estómago y el intestino delgado, por lo que se recuperan más rápidamente.

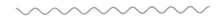

VC12 *Zhong Wan - Centro del estómago*

Localización: En la línea media anterior del cuerpo, a medio camino entre el esternón y el ombligo.

Cuándo utilizar: Para cualquier tipo de gripe estomacal, sobre todo si hay náuseas o vómitos.

Aplicación: Aplica ventosaterapia suave o media durante 10 o 15 minutos. Aplica el masaje con ventosas en el sentido contrario al de las agujas del reloj para ralentizar el movimiento intestinal y detener la diarrea, o hacia abajo para que desaparezcan las náuseas y los vómitos. Aplica algunas ventosas rápidas para eliminar el patógeno.

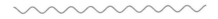

VC6 *Qi Hai - Mar de qi*

Localización: En la línea media anterior del cuerpo, a aproximadamente 1 pulgar (unos 4 cm) por debajo del ombligo.

Cuándo utilizar: Para fortalecer el cuerpo, sobre todo si hay diarrea.

Aplicación: Aplica ventosaterapia suave o media durante 10 o 15 minutos. Aplica el masaje con ventosas en el sentido contrario al de las agujas del reloj para enlentecer el movimiento estomacal y detener la diarrea.

E25 *Tian Shu - Pivote celestial*

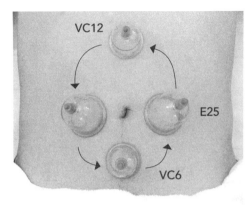

Localización: A unos 3 dedos de ancho (o unos 5 cm) a ambos lados del ombligo.

Cuándo utilizar: Para detener la diarrea.

Aplicación: Aplica ventosaterapia suave o media durante 10 o 15 minutos. Aplica el masaje con ventosas en el sentido contrario al de las agujas del reloj para enlentecer el movimiento intestinal y detener la diarrea.

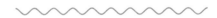

V20 *Pi Shu - Shu del bazo*

Localización: A 3 cm, aproximadamente, a ambos lados del proceso espinoso de la decimoprimera vértebra torácica (T11).

Cuándo utilizar: Para limpiar el patógeno del sistema digestivo y para que desaparezcan los vómitos y la diarrea.

Aplicación: Aplica ventosaterapia suave o media durante 10 o 15 minutos. Aplica el masaje con ventosas dirigiéndote hacia arriba en la espalda para ralentizar el movimiento intestinal y detener la diarrea, y hacia abajo para que desaparezcan las náuseas y los vómitos. Aplica algunas ventosas rápidas para eliminar el patógeno.

V25 *Da Chang Shu - Shu del intestino grueso*

Localización: A 3 cm, aproximadamente, a ambos lados del proceso espinoso de la cuarta vértebra lumbar (L4).

Cuándo utilizar: Para cualquier tipo de problema en el intestino grueso. Ayuda a detener la diarrea.

Aplicación: Aplica ventosaterapia suave o media durante 10 o 15 minutos. Aplica el masaje con ventosas en la espalda dirigiéndote hacia arriba para enlentecer el movimiento intestinal y detener la diarrea. Aplica algunas ventosas rápidas para eliminar el patógeno.

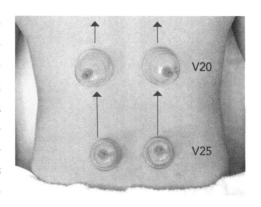

E36 *Zu San Li - A tres distancias de la pierna*

Localización: 4 dedos de ancho (unos 7,5 cm) por debajo de la esquina lateral inferior de la rótula y el ancho de 1 pulgar (unos 2,5 cm) lateral a la tibia.

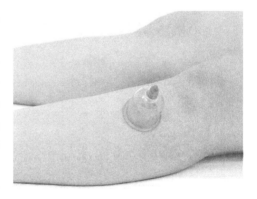

Cuándo utilizar: Para mejorar el funcionamiento del sistema digestivo y detener la diarrea y los vómitos.

Aplicación: Aplica la ventosa rápida con una succión media durante 10 o 15 minutos para expulsar el patógeno.

ALERGIAS

Hay muchos tipos de alergias, pero las más comunes son al polvo, a las mascotas, a los medicamentos, a los alimentos y a la contaminación ambiental, aparte de las alergias estacionales. Aquellas que son provocadas por la inhalación de sustancias, como las alergias estacionales, suelen presentar síntomas respiratorios similares, como secreción y congestión nasal, estornudos, sibilancias, dificultad para respirar, tos, dolor de cabeza, sensación de fiebre, fatiga y erupciones cutáneas. En su mayor parte, las alergias que afectan a la digestión, como las alergias a los alimentos, presentan síntomas digestivos, como hinchazón de los labios, la lengua o la garganta, dolor abdominal, náuseas, vómitos, diarrea, fatiga o erupciones cutáneas.

Según la medicina tradicional china, las alergias se deben a un sistema inmunitario debilitado, lo que llamamos Wei Qi o qi defensivo. El qi defensivo es fabricado por los pulmones y distribuido por todo el cuerpo. Si los pulmones son débiles, no producen suficiente Wei Qi para protegerse frente a los patógenos, que acaban atacando a los pulmones principalmente. La ventosaterapia es una manera eficaz de succionar el patógeno fuera del cuerpo, reduciendo así la respuesta alérgica. Los pulmones también controlan la piel, por lo que algunas personas presentan erupciones cutáneas o urticaria. Las alergias alimentarias suelen deberse a una deficiencia del bazo, encargado de controlar el sistema digestivo. La ventosaterapia fortalece los pulmones y el bazo, lo que ayuda a prevenir las reacciones alérgicas.

~~~~~~~~~~

Tratamiento Alergias
Localización: En todo el pecho (evita los pezones).
Cuándo utilizar: Para alergias estacionales, sobre todo si hay tos, congestión pectoral, congestión nasal, sibilancias o dificultad para respirar.
Aplicación: Aplica el masaje con ventosas con una succión suave o media por todo el pecho durante 1 o 2 minutos cada 2 días para eliminar

los alérgenos de los pulmones. Empieza por el centro y desplázate hacia fuera y de arriba abajo, evitando pasar por encima de los pezones.

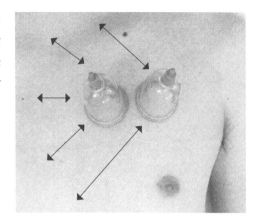

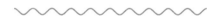

VG14 *Da Zhui - Gran vértebra*

Localización: Debajo del proceso espinoso de la séptima vértebra cervical (C7), aproximadamente al nivel del acromion (hombros).

Cuándo utilizar: Para cualquier tipo de alergia, sobre todo para las estacionales.

Aplicación: Para eliminar la inflamación, aplica el masaje con ventosas con una succión media o fuerte a lo largo del cuello durante 10 o 15 minutos cada día, mientras dure la temporada de alergias. Aplica ventosa rápida durante 1 minuto para eliminar los patógenos.

V12 *Feng Men - Puerta del Viento*

Localización: A 3 cm, aproximadamente, a ambos lados del proceso espinoso de la segunda vértebra torácica (T2).

Cuándo utilizar: Para la mayoría de las alergias, sobre todo para las estacionales y las reacciones epidérmicas.

Aplicación: Aplica ventosaterapia media o fuerte durante 10 o 15 minutos, cada 2 días, mientras dure la temporada de alergias. Aplica el masaje con ventosas a lo largo de la espalda durante 1 minuto para eliminar los patógenos y aliviar los síntomas alérgicos.

V13 *Fei Shu - Shu del pulmón*
Localización: A 3 cm, aproximadamente, a ambos lados del proceso espinoso de la tercera vértebra torácica (T3).
Cuándo utilizar: Para la mayoría de las alergias, sobre todo para las estacionales y las reacciones epidérmicas.
Aplicación: Aplica ventosaterapia media o fuerte durante 10 o 15 minutos, cada

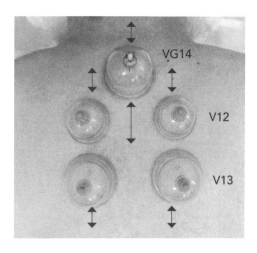

2 días, mientras dure la temporada de alergias. Aplica el masaje con ventosas a lo largo de la espalda durante 1 minuto para eliminar los patógenos y aliviar los síntomas alérgicos.

~~~~~~~~~~

V20 *Pi Shu - Shu del bazo*
Localización: A 3 cm, aproximadamente, a ambos lados del proceso espinoso de la decimoprimera vértebra torácica (T11).
Cuándo utilizar: Para las alergias y las intolerancias alimentarias leves.
Aplicación: Aplica ventosaterapia media o fuerte durante 10 o 15 minutos inmediatamente después de que experimentes los síntomas. Aplica el masaje con ventosas a lo largo de la espalda durante 1 minuto para eliminar el patógeno y aliviar los síntomas alérgicos. Aplica ventosa rápida durante un 1 para eliminar el patógeno.

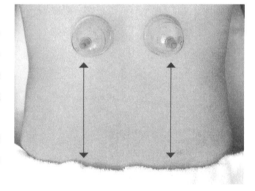

E36 *Zu San Li - A tres distancias de la pierna*
Localización: 4 dedos de ancho (unos 7,5 cm) por debajo de la esquina lateral inferior de la rótula y el ancho de un pulgar (unos 2,5 cm) lateral a la tibia.

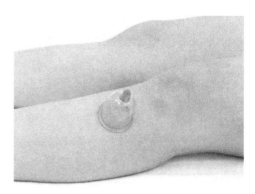

Cuándo utilizar: Para fortalecer el funcionamiento del sistema inmunitario. Se emplea principalmente como prevención durante la temporada de alergias. Asimismo, es eficaz para las alergias alimentarias, ya que fortalece el sistema digestivo.
Aplicación: Aplica ventosaterapia suave o media durante 10 o 15 minutos, 2 o 3 veces a la semana antes o durante la temporada de alergias. También se puede autoaplicar cuando experimentes una alergia alimentaria.

~~~~~~~~~

V40 *Wei Zhong - Centro de la curva*
Localización: En el centro del pliegue poplíteo (el pliegue de detrás de las rodillas).

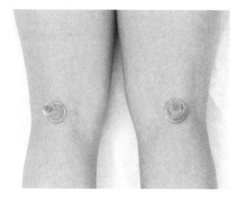

Cuándo utilizar: Para alergias que causan afecciones cutáneas, tales como urticaria, eccema o picazón.
Aplicación: Aplica ventosaterapia suave o media durante 10 o 15 minutos, inmediatamente después de que aparezcan los síntomas. Aplica la ventosa rápida durante 1 minuto o el sangrado con ventosas si el problema cutáneo es intenso o agudo.

137

ASMA

El asma es una enfermedad inflamatoria que hace que las vías respiratorias de los pulmones se inflamen y produzcan más cantidad de moco, lo que las estrecha y provoca dificultad para respirar.

Según la medicina tradicional china, el asma se debe a la incapacidad de los pulmones para permitir que el qi o al aire bajen al cuerpo. Por el contrario, el qi retrocede, lo que provoca tos, sibilancias y dificultad para respirar. Los pulmones también se encargan de hacer bajar el agua a los riñones, pero si el qi no puede bajar, el agua tampoco. Por lo tanto, el agua se acumula en los pulmones, provocando también la acumulación de moco.

Hay diversos motivos por los que los pulmones no son capaces de hacer bajar su qi. Si el asma se debe a una alergia, entonces los patógenos externos han penetrado a los pulmones, bloqueando la bajada del qi. Además, los pulmones debilitados por la falta de ejercicio, el llanto excesivo, el sobreesfuerzo, la enfermedad, el nacimiento prematuro o una afección congénita se vuelven demasiado débiles para funcionar y no pueden hacer bajar su propio qi, provocando asma. La ventosaterapia ayuda a succionar los patógenos externos, fortalecer los pulmones y a que el pulmón haga bajar el qi.

Si el asma está relacionada con la dieta, entonces se debe a un bazo débil incapaz de digerir la comida, lo que provoca la acumulación de humedad y flema. Ésta llega a los pulmones, bloqueando la bajada del qi del pulmón. La ventosaterapia fortalece el bazo, eliminar parte de la humedad y la flema, y baja el qi del pulmón.

Si el asma está desencadenada por la ansiedad o el estrés, el hígado es incapaz de mover el qi por todo el cuerpo. La ventosaterapia relaja el hígado, mueve el qi y hace bajar el qi del pulmón. El asma también puede deberse a la debilidad de los riñones, que, en la medicina tradicional china, se considera que facilitan que los pulmones bajen el qi tirando de él hacia abajo. Sin embargo, si los riñones se debilitan, no pueden tirar del qi del pulmón, que se acumulará en los pulmones, provocando asma. La ventosaterapia fortalece los riñones y logra que el qi del pulmón baje.

Tratamiento *Asma*

Localización: El esternón.

Cuándo utilizar: Para eliminar el asma de cualquier tipo; para tratar la tos, la congestión en el pecho, las sibilancias o la falta de aire.

Aplicación: Aplica el masaje con ventosas a lo largo del

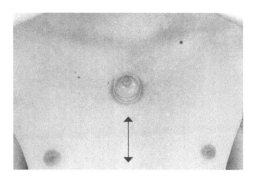

esternón, empezando justo debajo de la garganta y terminando en el estómago; aplícalo durante 1 o 2 minutos cada 2 días.

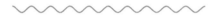

VG14 *Da Zhui - Gran vértebra*

Localización: Debajo del proceso espinoso de la séptima vértebra cervical (C7), aproximadamente al nivel del acromion (hombros).

Cuándo utilizar: Para cualquier tipo de asma.

Aplicación: Aplica ventosaterapia media o fuerte durante 10 o 15 minutos, cada 2 días, durante un episodio de asma. Aplica el masaje con ventosas en la mitad de la espalda para detener el asma. Aplica el sangrado con ventosas si el asma tiene un origen alérgico.

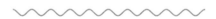

V12 *Feng Men - Puerta del Viento*

Localización: A 3 cm, aproximadamente, a ambos lados del proceso espinoso de la segunda vértebra torácica (T2).

Cuándo utilizar: Para todo tipo de asma, sobre todo el de origen alérgico.

Aplicación: Aplica ventosaterapia media o fuerte durante 10 o 15 minutos, cada 2 días, durante un episodio de asma. Aplica el masaje con ventosas a lo largo de la espalda durante 1 minuto para detener el asma y eliminar los patógenos o los alérgenos.

V13 *Fei Shu - Shu del pulmón*
Localización: A 3 cm, aproximadamente, a ambos lados del proceso espinoso de la tercera vértebra torácica (T3).
Cuándo utilizar: Para todo tipo de asma, sobre todo el de origen alérgico.
Aplicación: Aplica ventosaterapia media o fuerte du-

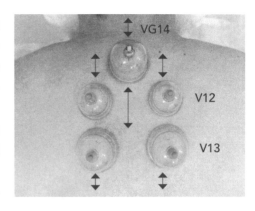

rante 10 o 15 minutos, cada 2 días, durante un episodio de asma. Aplica el masaje con ventosas a lo largo de la espalda durante 1 minuto para detener el asma y eliminar los patógenos o los alérgenos.

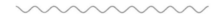

V20 *Pi Shu - Shu del bazo*
Localización: A 3 cm, aproximadamente, a ambos lados del proceso espinoso de la decimoprimera vértebra torácica (T11).
Cuándo utilizar: Para el asma relacionada con la dieta.
Aplicación: Aplica ventosaterapia media o fuerte durante 10 o 15 minutos inmediatamente después de que empiecen los síntomas. Aplica el masaje con ventosas a lo largo de la espalda durante 1 minuto para detener el asma y eliminar los patógenos o los alérgenos.

V23 *Shen Shu - Shu de los riñones*
Localización: A 3 cm, aproximadamente, a ambos lados del proceso espinoso de la segunda vértebra lumbar (L2).

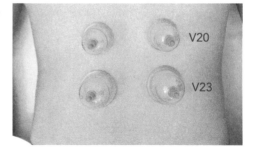

Cuándo utilizar: Para el asma crónica.

Aplicación: Aplica ventosaterapia suave o media durante 10 o 15 minutos, 2 veces a la semana, junto con el tratamiento del punto V13.

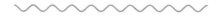

ACNÉ

Según la medicina tradicional china, el acné se debe a un exceso de calor y de humedad en el cuerpo. El calor se manifiesta en forma de erupciones, espinillas, enrojecimiento y otras inflamaciones cutáneas. Las toxinas (sustancias químicas presentes en los jabones, los champús o los maquillajes) pueden hacer que se acumule calor en la piel. Los alimentos ricos en grasas, picantes, fritos, asados a la parrilla u horneados, así como las bebidas como el café, el alcohol o los refrescos, también tienden a generar calor.

En la medicina tradicional china, dividimos las actividades hormonales en Yin y Yang. Las hormonas Yang (testosterona, cortisol y tiroxina) provocan que las personas estén más activas, enérgicas y calientes, mientras que las hormonas Yin hacen que estén más relajadas y menos activas, y preservan más el cuerpo. Un exceso de hormonas Yang generará calor en el organismo. La ventosaterapia equilibra el Yin y el Yang en el cuerpo.

Las bacterias prosperan en la humedad, que aparece cuando el bazo no puede transformar y transportar los fluidos corporales. La humedad se manifiesta como piel grasa, hinchazón, quistes, granos, pus o secreción de líquidos. Puede deberse a un consumo excesivo de alimentos grasos, fríos o crudos, a hábitos alimentarios irregulares, a vivir en un ambiente húmedo o a trabajar demasiado. La terapia con ventosas puede mejorar el acné eliminando el calor y drenando la humedad del cuerpo.

VG14 *Da Zhui - Gran vértebra*

Localización: Debajo del proceso espinoso de la séptima vértebra cervical (C7), aproximadamente al nivel del acromion (hombros).

Cuándo utilizar: Para cualquier tipo de acné, sobre todo si es rojo o está inflamado.

Aplicación: Aplica ventosaterapia media o fuerte durante 10 o 15 minutos, 2 veces a la semana si es el acné es crónico y cada 2 días si es esporádico. Aplica el masaje con ventosas a lo largo del cuello durante 1 minuto para eliminar el calor y la inflamación. Aplica la ventosa rápida para eliminar más calor. Aplica el sangrado con ventosas para los casos extremos.

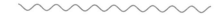

V12 *Feng Men - Puerta del Viento*

Localización: A 3 cm, aproximadamente, a ambos lados del proceso espinoso de la segunda vértebra torácica (T2).

Cuándo utilizar: Para todo tipo de problemas cutáneos, sobre todo para aquellos debidos al clima o al ambiente.

Aplicación: Aplica ventosaterapia media o fuerte durante 10 o 15 minutos, 2 veces a la semana si el acné es crónico y cada 2 días si es esporádico. Aplica el masaje con ventosas a lo largo de la espalda durante un minuto para eliminar el patógeno y aliviar los síntomas.

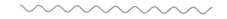

V13 *Fei Shu - Shu del pulmón*

Localización: A 3 cm, aproximadamente, a ambos lados del proceso espinoso de la tercera vértebra torácica (T3).

Cuándo utilizar: Para todo tipo de problemas cutáneos, sobre todo para aquellos debidos al clima o al ambiente.

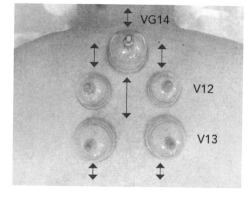

Aplicación: Aplica ventosaterapia media o fuerte durante 10 o 15 minutos, 2 veces a la semana si el acné es crónico y cada 2 días si es esporádico. Aplica el masaje con ventosas a lo largo de la espalda durante 1 minuto para eliminar el patógeno y aliviar los síntomas.

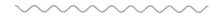

V17 *Ge Shu - Shu del diafragma*

Localización: A 3 cm, aproximadamente, a ambos lados del proceso espinoso de la séptima vértebra torácica (T7).

Cuándo utilizar: Para el acné que es rojo, está inflamado o pica.

Aplicación: Aplica ventosaterapia media o fuerte durante 10 o 15 minutos, 2 veces a la semana si el acné es crónico y cada 2 días si es esporádico. Aplica el masaje con ventosas a lo largo de la espalda durante un minuto para eliminar el patógeno y aliviar los síntomas.

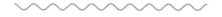

V20 *Pi Shu - Shu del bazo*

Localización: A 3 cm, aproximadamente, a ambos lados del proceso espinoso de la decimoprimera vértebra torácica (T11).

Cuándo utilizar: Para las espinillas o el acné relacionado con alimentos o con mucho pus.

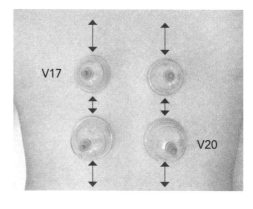

Aplicación: Aplica ventosaterapia media o fuerte durante 10 o 15 minutos, 2 veces a la semana si es el acné es crónico y cada 2 días si es esporádico. Aplica el masaje con ventosas a lo largo de la espalda durante 1 minuto para eliminar el patógeno y aliviar los síntomas.

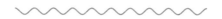

V40 *Wei Zhong - Centro de la curva*

Localización: En el centro del pliegue poplíteo (el pliegue de detrás de las rodillas).

Cuándo utilizar: Para todo tipo de problemas cutáneos, sobre todo si el acné es rojo, está inflamado o pica.

Aplicación: Aplica ventosaterapia suave o media durante 10 o 15 minutos, inmediatamente después de que aparezcan los síntomas. También puedes aplicar la ventosa rápida durante 1 minuto o el sangrado con ventosas si el problema cutáneo es intenso o agudo.

~~~~~~~~~~~~~~~~

B10 *Xue Hai - Mar de sangre*

Localización: Tres dedos de ancho (o unos 5 cm) medial y superior a la esquina medial superior de la rótula.

Cuándo utilizar: Para todo tipo de problemas cutáneos, sobre todo si el acné es rojo, está inflamado o pica.

Aplicación: Aplica ventosaterapia suave o media durante 10 o 15 minutos, inmediatamente después de que aparezcan los síntomas. También puedes aplicar la ventosa rápida durante 1 minuto si el problema cutáneo es intenso o agudo.

~~~~~~~~~~~~~~~~

B9 *Yin Ling Quan - Fuente del Yin*

Localización: En la depresión de justo debajo y detrás del cóndilo medial de la tibia.

Cuándo utilizar: Para las espinillas o el acné relacionado con alimentos o con mucho pus.

144

Aplicación: Aplica ventosaterapia suave o media durante 10 o 15 minutos, inmediatamente después de que aparezcan los síntomas. También puedes aplicar el masaje con ventosas a lo largo de la pierna durante 1 minuto si el problema cutáneo es intenso o agudo.

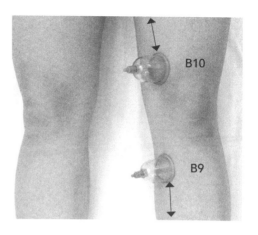

ECCEMA Y PSORIASIS

El eccema y la psoriasis a menudo se confunden entre sí. Pueden parecer similares a primera vista y es posible incluso que algunos médicos que no son especialistas en dermatología no noten la diferencia. El eccema es una afección crónica de la piel causada por una hipersensibilidad cutánea. Puede desencadenarse cuando la piel entra en contacto con determinadas sustancias como tintes, telas o jabones, y provocar un picor intenso. Si te rascas, puede sangrar y supurar. En cambio, la psoriasis es un trastorno cutáneo crónico y recurrente que se caracteriza por una piel engrosada que adquiere el aspecto de unas escamas de color blanco plateado y ligeramente elevadas. La piel de debajo de las escamas suele estar inflamada y enrojecida, más que en el caso del eccema. Se desconoce la causa de la psoriasis, pero parece haber una predisposición genética. Ni el eccema ni la psoriasis se pueden curar, pero sí tratar de manera similar con cremas y pomadas.

Según la medicina tradicional china, tanto el eccema como la psoriasis tienen un tratamiento parecido , ya que ambas patologías suelen estar provocadas porque los patógenos Viento, Humedad o Calor atacan la piel. Al patógeno Viento le gusta atacar las regiones externas del cuerpo y arrastra consigo al patógeno Humedad. Cuando te rascas la piel supura, eso quiere decir que la Humedad se filtra. El Viento arrastra también al patógeno Calor, que enrojece e inflama la piel. La humedad y el calor también pueden provenir del interior del cuerpo, principalmente a través de la ingesta de alimentos fritos, ricos en grasas o picantes, el café, el alcohol y los lácteos. Si estas toxinas no se eliminan, quedan atrapadas en el cuerpo y deben salir, a veces a través de la piel en forma de eccema o psoriasis. La ventosaterapia extrae los patógenos Viento, Humedad y Calor del cuerpo.

El eccema y la psoriasis también pueden ser debidos a una deficiencia en la sangre. En este caso, la sangre tiene una deficiencia, no envía nutrientes a la piel, lo que hace que ésta aparezca desnutrida, se seque y se agriete. La deficiencia en la sangre también provoca que el patógeno Viento invada más fácilmente los vasos sanguíneos vacíos, lo que causa picazón. La ventosaterapia expulsa el Viento aportando sangre fresca y nutrientes a la zona.

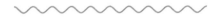

Localización Manchas de pie con eccema y psoriasis
Cuándo utilizar: Para casos generales de eccema y psoriasis.
Aplicación: Desinfecta la zona afectada de eccema y psoriasis con alcohol del 70 %. Con una lanceta, haz algunos pinchazos en la zona y aplica el sangrado con ventosas con una succión suave, que sólo sea lo suficientemente fuerte para extraer sangre de la piel. Una vez extraída ésta, deja la ventosa colocada durante aproximadamente 1 minuto. Desinfecta de nuevo la zona y véndala. Puedes aplicar la terapia 1 vez a la semana en la misma zona.

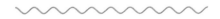

VG14 *Da Zhui - Gran vértebra*
Localización: Debajo del proceso espinoso de la séptima vértebra cervical (C7), aproximadamente al nivel del acromion (hombros).

Cuándo utilizar: Para cualquier tipo de eccema o de psoriasis, sobre todo si las lesiones están rojas o inflamadas, o se deben a alergias.

Aplicación: Aplica ventosaterapia media o fuerte durante 10 o 15 minutos, 2 veces a la semana si las lesiones son crónicas y cada 2 días si están empezando a salir. Aplica el masaje con ventosas a lo largo del cuello durante 1 minuto para eliminar el calor y la inflamación. Aplica la ventosa rápida durante 1 minuto para eliminar más calor. Aplica el sangrado con ventosas para los casos extremos.

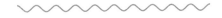

V12 *Feng Men - Puerta del Viento*

Localización: A 3 cm, aproximadamente, a ambos lados del proceso espinoso de la segunda vértebra torácica (T2).

Cuándo utilizar: Para todo tipo de problemas cutáneos, sobre todo para aquellos debidos a alergias, al clima o al ambiente.

Aplicación: Aplica ventosaterapia media o fuerte durante 10 o 15 minutos, 2 veces a la semana si las lesiones son crónicas y cada dos días si están empezando a salir. Aplica el masaje con ventosas a lo largo de la espalda durante 1 minuto para eliminar el patógeno y aliviar los síntomas.

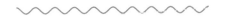

V13 *Fei Shu - Shu del pulmón*

Localización: A 3 cm, aproximadamente, a ambos lados del proceso espinoso de la tercera vértebra torácica (T3).

Cuándo utilizar: Para todo tipo de problemas cutáneos, sobre todo para aquellos debidos a alergias, al clima o al ambiente.

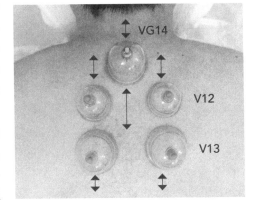

Aplicación: Aplica ventosaterapia media o fuerte durante 10 o 15 minutos, 2 veces a la semana si las lesiones son crónicas y cada 2 días si están empezando a salir. Aplica el masaje con ventosas a lo largo de la espalda durante 1 minuto para eliminar el patógeno y aliviar los síntomas.

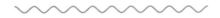

V17 *Ge Shu - Shu del diafragma*
Localización: A 3 cm, aproximadamente, a ambos lados del proceso espinoso de la séptima vértebra torácica (T7).
Cuándo utilizar: Para cualquier tipo de psoriasis o de eccema que esté rojo o inflamado, o que pique.
Aplicación: Aplica ventosaterapia media o fuerte durante 10 o 15 minutos, 2 veces a la semana si las lesiones son crónicas y cada 2 días si están empezando a salir. Aplica el masaje con ventosas a lo largo de la espalda durante 1 minuto para eliminar el patógeno y aliviar los síntomas.

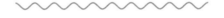

V20 *Pi Shu - Shu del bazo*
Localización: A 3 cm, aproximadamente, a ambos lados del proceso espinoso de la decimoprimera vértebra torácica (T11).
Cuándo utilizar: Para el eccema o la psoriasis relacionados con los alimentos.
Aplicación: Aplica ventosaterapia media o fuerte durante 10 o 15 minutos, 2 veces a la semana si las lesiones son crónicas y cada 2 días si están empezando a salir. Aplica el masaje con ventosas a lo largo de la espalda durante 1 minuto para eliminar el patógeno y aliviar los síntomas.

V40 *Wei Zhong - Centro de la curva*

Localización: En el centro del pliegue poplíteo (el pliegue de detrás de las rodillas).

Cuándo utilizar: Para todo tipo de problemas cutáneos, sobre todo si las lesiones son rojas, están inflamadas o pican.

Aplicación: Aplica ventosaterapia suave o media durante 10 o 15 minutos, inmediatamente después de que aparezcan los síntomas. También puedes aplicar la ventosa rápida durante 1 minuto o el sangrado con ventosas si el problema cutáneo es intenso o agudo.

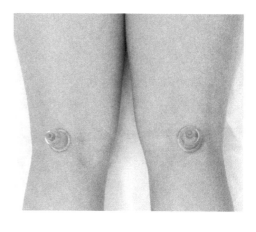

~~~~~~~~~~~~~~~~~~

B10 *Xue Hai - Mar de sangre*

Localización: Tres dedos de ancho (o unos 5 cm) medial y superior a la esquina medial superior de la rótula.

Cuándo utilizar: Para todo tipo de problemas cutáneos, sobre todo si las lesiones son rojas, están inflamadas o pican.

Aplicación: Aplica ventosaterapia suave o media durante 10 o 15 minutos, inmediatamente después de que aparezcan los síntomas. También puedes aplicar la ventosa rápida durante 1 minuto si el problema cutáneo es intenso o agudo.

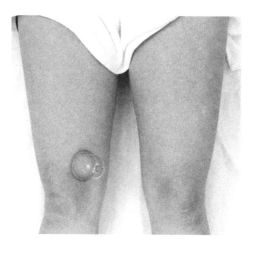

~~~~~~~~~~~~~~~~~~

HERPES ZÓSTER

A veces también conocido vulgarmente como «culebrilla», el herpes zóster se debe a una infección del virus varicela-zóster, el mismo virus que provoca la varicela. Sin embargo, a diferencia de la mayoría de las infecciones que desaparecen, el virus de la varicela se esconde en las células nerviosas durante años o incluso décadas antes de reaparecer. Cuando lo hace, provoca el herpes zóster. Los síntomas consisten en erupciones cutáneas rojas y dolorosas que se localizan en una banda o en una franja en un solo lado del cuerpo. Su distribución depende de la zona del cuerpo controlada por el nervio en el que se escondía el virus y sólo ataca a esas regiones. Otros síntomas son fiebre, escalofríos, fatiga y debilidad muscular. El herpes zóster suele aparecer por un sistema inmunitario deprimido. Por lo general, desaparece por sí solo después de unas semanas, vuelve a esconderse y no se manifiesta de nuevo.

Según la medicina tradicional china, el herpes zóster también se debe a los patógenos externos Viento y Calor extremo que atacan la piel. El patógeno Calor se acumula en la piel, provocando erupciones rojas dolorosas. El Viento provoca picazón. En la medicina tradicional china, se considera que los patógenos también pueden permanecer latentes en el cuerpo y aparecer años más tarde. En el caso del herpes zóster, tiende a salir por el canal del hígado, que fluye a través de los lados del cuerpo, donde generalmente suele manifestarse el herpes zóster. El hígado pertenece al elemento Madera, que es el combustible perfecto para el calor y el fuego. La ventosaterapia elimina los patógenos, reduce la inflamación y calma el dolor.

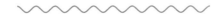

Localización *Manchas cutáneas con herpes zóster*
Cuándo utilizar: Para el herpes zóster.
Aplicación: Aplica ventosaterapia suave o media durante 10 o 15 minutos, inmediatamente después de que aparezcan los síntomas. Tam-

bién puedes aplicar la ventosa rápida durante 1 minuto si el problema cutáneo es intenso o agudo.

Aplicación: Desinfecta la zona afectada con alcohol del 70%. Con una lanceta, pincha las pápulas de la zona y aplica el sangrado con ventosas con una succión suave, que sólo sea lo suficientemente fuerte para extraer sangre de la piel. Deja la ventosa colocada durante aproximadamente 1 minuto o el tiempo suficiente para sacar unas pocas gotas de sangre por cada pinchazo. Desinfecta de nuevo la zona y véndala. Puedes aplicar la terapia cada 2 o 3 días mientras dure el episodio de herpes zóster.

VG14 *Da Zhui - Gran vértebra*

Localización: Debajo del proceso espinoso de la séptima vértebra cervical (C7), aproximadamente al nivel del acromion (hombros).

Cuándo utilizar: Para el herpes zóster.

Aplicación: Aplica ventosaterapia media o fuerte durante 10 o 15 minutos cada 2 días durante el episodio de herpes zóster. Aplica el masaje con ventosas a lo largo del cuello durante 1 minuto para eliminar el calor y la inflamación. Aplica la ventosa rápida durante 1 minuto para eliminar más calor. Aplica el sangrado con ventosas para los casos extremos.

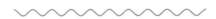

V12 *Feng Men - Puerta del Viento*

Localización: A 3 cm, aproximadamente, a ambos lados del proceso espinoso de la segunda vértebra torácica (T2).

Cuándo utilizar: Para todo tipo de problemas cutáneos, incluido el herpes zóster.

Aplicación: Aplica ventosaterapia media o fuerte durante 10 o 15 minutos, cada 2 días, durante el episodio de herpes zóster. Puedes aplicar el masaje con ventosas a lo largo del cuello durante 1 minuto para eliminar el calor y la inflamación. Puedes aplicar la ventosa rápida durante 1 minuto para eliminar más calor.

〜〜〜〜〜〜〜〜〜

V13 *Fei Shu - Shu del pulmón*
Localización: A 3 cm, aproximadamente, a ambos lados del proceso espinoso de la tercera vértebra torácica (T3).
Cuándo utilizar: Para todo tipo de problemas cutáneos, incluido el herpes zóster.

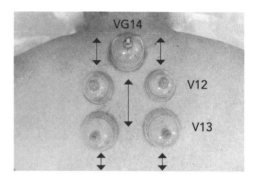

Aplicación: Aplica ventosaterapia media o fuerte durante 10 o 15 minutos, cada 2 días, durante el episodio de herpes zóster. Aplica el masaje con ventosas a lo largo del cuello durante 1 minuto para eliminar el calor y la inflamación. Puedes aplicar la ventosa rápida durante 1 minuto para eliminar más calor.

〜〜〜〜〜〜〜〜〜

V17 *Ge Shu - Shu del diafragma*
Localización: A 3 cm, aproximadamente, a ambos lados del proceso espinoso de la séptima vértebra torácica (T7).
Cuándo utilizar: Para todo tipo de problemas cutáneos, incluido el herpes zóster.
Aplicación: Aplica ventosaterapia media o fuerte durante 10 o 15 minutos, cada 2 días, durante el episodio de herpes zóster. Aplica el masaje con ventosas a lo largo del cuello durante 1 minuto para eliminar el calor y la inflamación. Aplica la ventosa rápida durante 1 minuto para eliminar más calor.

〜〜〜〜〜〜〜〜〜

V19 *Dan Shu - Shu de la vesícula biliar*

Localización: A 3 cm, aproximadamente, a ambos lados del proceso espinoso de la décima vértebra torácica (T10).
Cuándo utilizar: Para el herpes zóster.

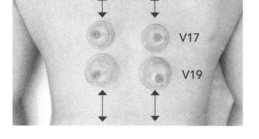

Aplicación: Aplica ventosaterapia media o fuerte durante 10 o 15 minutos, cada 2 días, durante el episodio de herpes zóster. Aplica el masaje con ventosas a lo largo del cuello durante 1 minuto para eliminar el calor y la inflamación. Aplica la ventosa rápida durante 1 minuto para eliminar más calor.

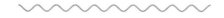

V40 *Wei Zhong - Centro de la curva*

Localización: En el centro del pliegue poplíteo (el pliegue de detrás de las rodillas).
Cuándo utilizar: Para todo tipo de problemas cutáneos, incluido el herpes zóster.
Aplicación: Aplica ventosa-

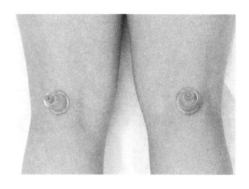

terapia media durante 10 o 15 minutos, cada 2 días, durante el episodio de herpes zóster. También puedes aplicar la ventosa rápida durante 1 minuto o el sangrado con ventosas si el problema cutáneo es intenso o agudo.

B10 *Xue Hai - Mar de sangre*
Localización: 3 dedos de ancho (o unos 5 cm) medial y superior a la esquina medial superior de la rótula.
Cuándo utilizar: Para todo tipo de problemas cutáneos, incluido el herpes zóster.
Aplicación: Aplica ventosaterapia media durante 10 o 15 minutos, cada 2 días, durante el episodio de herpes zóster. También puedes aplicar la ventosa rápida durante 1 minuto si el problema cutáneo es intenso o agudo.

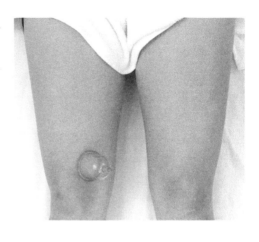

ANSIEDAD Y ESTRÉS

Todo el mundo experimenta ansiedad o estrés en algún momento de su vida. La frecuencia puede depender del entorno familiar, escolar o laboral, de las relaciones y de la personalidad de cada uno. Por lo general, una vez ha pasado la situación estresante, la ansiedad o el estrés también desaparecen. Sin embargo, en algunas personas, la ansiedad puede ser tan intensa que se sienten ansiosas o estresadas incluso después de que la situación haya pasado. Esto impide que lleven una vida normal y pueden terminar padeciendo un trastorno de ansiedad.

Existen diferentes tipos de trastornos de ansiedad. Los trastornos de pánico son similares a los de ansiedad, excepto en que se manifiestan de una forma muy intensa y de repente. Los síntomas pueden incluir palpitaciones, sudoración, aturdimiento, dolor de cabeza, náuseas, dificultad para respirar e hiperventilación. El trastorno de ansiedad social se manifiesta como una ansiedad limitada específicamente a las interacciones sociales, en las que la persona puede sentirse avergonzada o cohibida, como si los demás la estuvieran juzgando. Esto provoca palpitaciones, sudoración y dificultad para concentrarse. El trastorno de ansiedad generalizada consiste en sentir una preocupación excesiva, poco realista o exagerada por cosas triviales o sobre las que la persona no tiene el control. Los síntomas incluyen tensión muscular general, inquietud, irritabilidad, dolor de cabeza, fatiga, náuseas, micción frecuente, insomnio, rechinar de dientes (bruxismo) y falta de apetito.

Según la medicina tradicional china, las emociones están estrechamente relacionadas con los órganos internos, por lo que no sólo la ansiedad y el estrés provocan problemas de salud, sino que éstos en sí mismos hacen que una persona se sienta ansiosa o estresada. Se afirma que el corazón y el hígado son los dos órganos que controlan todas las emociones del cuerpo. Al mismo tiempo, las emociones, en especial la ansiedad y el estrés, dañan a estos dos órganos más que a los otros órganos. El hígado es el responsable de mover el qi por todo el cuerpo, mientras que el corazón mueve la sangre por todo el cuerpo. Si ambos órganos se ven obstaculizados por la ansiedad y el estrés, ni el qi ni la sangre podrán moverse libremente por el cuerpo, lo que provocará muchos problemas, como tensión muscular, dolor de cabeza y fatiga. La ventosaterapia mueve el qi y la sangre por todo el cuerpo, lo que alivia estos síntomas. Dado que tanto el hígado como el corazón controlan todas las emociones, cuando estos órganos se ven afectados por la ansiedad y el estrés, también empeoran otras emociones, como la depresión, la inquietud, el mal genio, la irritabilidad o el insomnio. La terapia con ventosas resulta muy relajante y mitiga parte de la tensión y de las emociones acumuladas.

Cuando el hígado se encuentra sometido a estrés, no puede ayudar al bazo con la digestión, lo que a su vez da lugar a falta de apetito, mala digestión y, a veces, ansiedad por comer. La emoción asociada con el bazo es darles muchas vueltas a las cosas, y la ansiedad es una forma de darles muchas vueltas a las cosas, lo que también debilita el bazo y todo el sistema digestivo. Se puede recurrir a la ventosaterapia para fortalecer el sistema digestivo y armonizar el hígado y el bazo.

Si tienes el hígado, el corazón o el bazo debilitados por una enfermedad, falta de sueño o exceso de trabajo, tu cuerpo será más propenso a la ansiedad y el estrés, y menos capaz de enfrentarse a estas emociones. La ventosaterapia fortalece estos órganos y ayuda al cuerpo a enfrentarse a estas emociones.

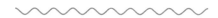

VB20 *Feng Chi - Estanque del Viento*
Localización: En la depresión entre los músculos esternocleidomastoideo y trapecio, justo en la base del cráneo.
Cuándo utilizar: Para la tensión en el cuello y los hombros debida a la ansiedad y el estrés.
Aplicación: En realidad, el punto VB20 se encuentra en la línea del pelo, por lo que no se puede colocar ninguna ventosa sobre él. En vez de ello, pon la ventosa tan cerca de la línea del cabello como sea posible. Aplica ventosaterapia suave o media durante 10 o 15 minutos. Aplica una succión más fuerte si hay mucha tensión, y una más suave para conseguir relajación.

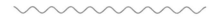

VB21 *Jian Jing - Pozo del hombro*
Localización: En la parte más superior del hombro, a la altura del pezón o a mitad de camino entre la columna vertebral y el músculo deltoides.
Cuándo utilizar: Para la tensión en el cuello y los hombros debida a la ansiedad y el estrés.
Aplicación: Aplica ventosaterapia suave o media durante 10 o 15 minutos. Aplica una succión más fuerte si hay mucha tensión, y una más suave para conseguir relajación.

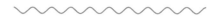

V15 *Xin Shu - Shu del corazón*

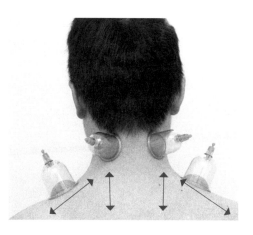

Localización: A 3 cm, aproximadamente, a ambos lados del proceso espinoso de la quinta vértebra torácica (T5).

Cuándo utilizar: Para cualquier síntoma mental, como ansiedad, estrés, insomnio, irritabilidad, mal genio o inquietud.

Aplicación: Aplica ventosaterapia suave o media durante 10 o 15 minutos, 2 veces a la semana. Aplica menos succión para un tratamiento suave y relajante, y una succión ligeramente más fuerte si hay tensión muscular en la zona.

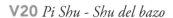

V18 *Gan Shu - Shu del hígado*

Localización: A 3 cm, aproximadamente, a ambos lados del proceso espinoso de la novena vértebra torácica (T9).

Cuándo utilizar: Para cualquier síntoma mental, como ansiedad, estrés, insomnio, irritabilidad, mal genio o inquietud.

Aplicación: Aplica ventosaterapia suave o media durante 10 o 15 minutos, 2 veces a la semana. Aplica menos succión para un tratamiento suave y relajante, y una succión ligeramente más fuerte o un masaje con ventosas a lo largo de la espalda si hay tensión muscular.

V20 *Pi Shu - Shu del bazo*

Localización: A 3 cm, aproximadamente, a ambos lados del proceso espinoso de la decimoprimera vértebra torácica (T11).

Cuándo utilizar: Para aquellos casos en los que se dan demasiadas vueltas a las cosas y para la ansiedad, especialmente si afecta a la digestión, como náuseas, vómitos, indigestión, diarrea, estreñimiento, hinchazón, etc.
Aplicación: Aplica ventosaterapia media o fuerte durante 10 o 15 minutos, 2 veces a la semana. Aplica menos succión para un tratamiento suave y relajante.

~~~~~~~~~~~~~~

V23 *Shen Shu - Shu de los riñones*
Localización: A 3 cm, aproximadamente, a ambos lados del proceso espinoso de la segunda vértebra lumbar (L2).
Cuándo utilizar: Para la ansiedad y el estrés debidos a miedos y fobias, especialmente cuando están involucradas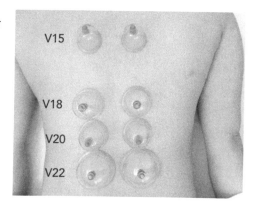
la micción frecuente, la fatiga o la disfunción sexual.
Aplicación: Aplica ventosaterapia suave o media durante 10 o 15 minutos, 2 veces a la semana. Aplica menos succión para un tratamiento suave y relajante.

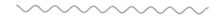

FATIGA

Como síntoma de innumerables enfermedades, la fatiga puede provocar pérdida de fuerza física, de agudeza mental y de motivación, así como somnolencia, cansancio, falta de concentración, mala memoria o incapacidad para hacer las cosas más sencillas. Para la mayoría de las personas, esto sólo sucede de vez en cuando, cuando no dormimos lo suficiente, trabajamos demasiado o enfermamos. En cambio, otras personas sufren fatiga durante meses o años. Pueden provocar fatiga las enfermedades endocrinas (el hipotiroidismo, la fatiga suprarrenal), las enfermedades cardiovasculares (la anemia, la insuficiencia cardíaca), las enfermedades neuromusculares (la enfermedad de Parkinson, la esclerosis múltiple), los trastornos del sueño, las enfermedades mentales, el dolor, las infecciones y los medicamentos. Dado que hay tantas causas, es importante obtener un diagnóstico adecuado por parte de tu médico para saber de dónde proviene la fatiga, sobre todo si es crónica o grave.

Según la medicina tradicional china, la fatiga suele estar causada por una deficiencia de qi, de sangre, de Yin o de Yang. Cada órgano está asociado con una emoción y la exposición prolongada a estas emociones debilita el órgano asociado. Así, el pulmón está asociado con el dolor, el bazo, con darle vueltas a un asunto, el hígado, con la ira, el riñón, con el miedo y, finalmente, el corazón, con la alegría. La ventosaterapia calma o relaja la mente y fortalece el órgano lesionado, aliviando la fatiga.

~~~~~~~~~~~~~~~~~~~

VC12 *Zhong Wan - Centro del estómago*
Localización: En la línea media anterior del cuerpo, a medio camino entre el esternón y el ombligo.
Cuándo utilizar: Como punto general para tonificar el qi, nutrir el cuerpo y mejorar la digestión para obtener más nutrición de los alimentos.
Aplicación: Aplica ventosaterapia suave o media durante 10 o 15 minutos, 2 veces a la semana.

~~~~~~~~~~~~~~~~~~~

VC6 *Qi Hai - Mar de qi*
Localización: En la línea media anterior del cuerpo, a 1 pulgar (unos 4 cm) por debajo del ombligo.

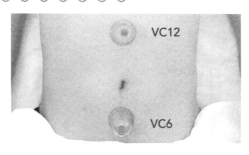

Cuándo utilizar: Como punto general para tonificar el qi y nutrir el cuerpo.

Aplicación: Aplica ventosaterapia suave o media durante 10 o 15 minutos, 2 veces a la semana.

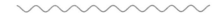

V20 *Pi Shu - Shu del bazo*
Localización: A 3 cm, aproximadamente, a ambos lados del proceso espinoso de la decimoprimera vértebra torácica (T11).
Cuándo utilizar: Como punto general para tonificar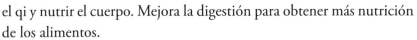
el qi y nutrir el cuerpo. Mejora la digestión para obtener más nutrición de los alimentos.

Aplicación: Aplica ventosaterapia suave o media durante 10 o 15 minutos, 2 veces a la semana.

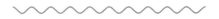

E36 *Zu San Li - A tres distancias de la pierna*
Localización: 2 dedos de ancho (unos 7,5 cm) por debajo de la esquina lateral inferior de la rótula y el ancho de 1 pulgar (unos 2,5 cm) lateral a la tibia.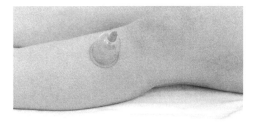
Cuándo utilizar: Como punto general para tonificar el qi, nutrir el cuerpo y mejorar la digestión para obtener más nutrición de los alimentos.

Aplicación: Aplica ventosaterapia suave o media durante 10 o 15 minutos, 2 veces a la semana.

INSOMNIO

El insomnio es la dificultad para conciliar el sueño o permanecer dormido, despertarse durante la noche con problemas para volver a dormir, despertarse cansado o demasiado temprano, tener un sueño inquieto o alterado. Hay dos tipos de insomnio: primario y secundario. El primario no está asociado con ningún otro problema o enfermedad, mientras que el secundario es una consecuencia directa de otro problema o enfermedad, como el asma, la depresión, el dolor, la acidez de estómago o el consumo de fármacos o de drogas. Aparte, el insomnio puede ser agudo o crónico.

Según la medicina tradicional china, el sueño se rige por el corazón. Éste puede inquietarse de muchas maneras, lo que conduce al insomnio. Si el corazón no se nutre adecuadamente, puede inquietarse. El corazón puede ser estimulado por el calor, que en ocasiones se debe al ambiente a través del tiempo cálido o una habitación calurosa. El calor también está causado por la dieta a través de la ingestión de alimentos picantes o ricos en grasas, o de bebidas alcohólicas o ricas en cafeína. La ventosaterapia resulta muy adecuada para eliminar el calor del cuerpo y calmar la mente. El corazón también puede inquietarse a causa de las emociones, como la ira, el estrés, la ansiedad o la frustración. En este caso, la terapia con ventosas ayuda al corazón a relajarse.

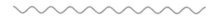

VB20 *Feng Chi - Estanque del Viento*
Localización: Para cualquier tipo de insomnio, sobre todo el debido al estrés.
Cuándo utilizar: Para la tensión en el cuello y los hombros debida a la ansiedad y el estrés.
Aplicación: En realidad, el punto VB20 se encuentra en la línea del pelo, por lo que no se puede colocar ninguna ventosa sobre él. En vez de ello, pon la ventosa tan cerca de la línea del cabello como sea posi-

ble. Aplica ventosaterapia suave o media durante 10 o 15 minutos. Aplica una succión más fuerte si hay mucha tensión, y una más suave para conseguir relajación. Lo puedes hacer cada día si aplicas una succión suave.

~~~~~~~~~~

VB21 *Jian Jing - Pozo del hombro*
Localización: En la parte más superior del hombro, a la altura del pezón o a mitad de camino entre la columna vertebral y el músculo deltoides.
Cuándo utilizar: Para el insomnio debido al estrés o el dolor de cuello o de hombros.

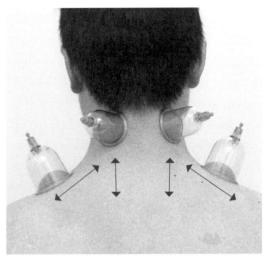

Aplicación: Aplica ventosaterapia suave o media durante 10 o 15 minutos. Aplica una succión más fuerte si hay mucha tensión, y una más suave para conseguir relajación. Lo puedes hacer cada día si aplicas una succión suave.

~~~~~~~~~~

V15 *Xin Shu - Shu del corazón*
Localización: A 3 cm, aproximadamente, a ambos lados del proceso espinoso de la quinta vértebra torácica (T5).
Cuándo utilizar: Para cualquier síntoma mental, como el insomnio, la ansiedad, el estrés, la irritabilidad, el mal genio o la inquietud.
Aplicación: Aplica ventosaterapia suave o media durante 10 o 15 minutos. Aplica una succión más fuerte si el insomnio se debe al estrés, y

una más suave para buscar la relajación. Lo puedes hacer cada día si aplicas una succión suave.

V18 *Gan Shu - Shu del hígado*

Localización: A 3 cm, aproximadamente, a ambos lados del proceso espinoso de la novena vértebra torácica (T9).

Cuándo utilizar: Para cualquier síntoma mental, como el insomnio, la ansiedad, el estrés, la irritabilidad, el mal genio, la inquietud o la depresión. Es especialmente útil si el insomnio se debe a emociones.

Aplicación: Aplica ventosaterapia suave o media durante 10 o 15 minutos. Aplica una succión más fuerte si el insomnio se debe al estrés, y una más suave para buscar la relajación. Lo puedes hacer cada día si aplicas una succión suave. Aplica una succión ligeramente más fuerte o un masaje con ventosas a lo largo de la espalda en caso de tensión muscular general.

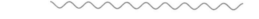

V20 *Pi Shu - Shu del bazo*

Localización: A 3 cm, aproximadamente, a ambos lados del proceso espinoso de la decimoprimera vértebra torácica (T11).

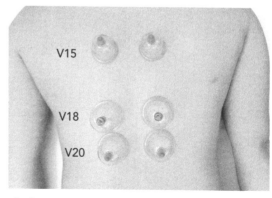

Cuándo utilizar: Para el insomnio acompañado de fatiga.

Aplicación: Aplica ventosaterapia suave o media durante 10 o 15 minutos. Aplica una succión más fuerte si el insomnio se debe al estrés, y una más suave para buscar la relajación. Lo puedes hacer cada día si aplicas una succión suave.

BIBLIOGRAFÍA

AKHTAR, J. y SIDDIQUI, M. K.: «Utility of Cupping Therapy Hijamat in Unani Medicine», *Indian Journal of Traditional Knowledge*, vol. 7, n.º 4, pp. 572-574, 2008.

ALBAN, J.: «Chinese Medicine for Acne», *Alban Acupuncture*, 24 de enero de 2011. [Consultado el 22 de marzo de 2012: http://albanacupuncture.com/blog/chinese-medicine-for-acne]

AL-JAUZIYAH, Q.: *Healing with the Medicine of the Prophet*. Darussalam Publishers, Lahore, 2003.

CAO, H.; HAN, M.; ZHU, X. y LIU, J.: «An Overview of Systematic Reviews of Clinical Evidence for Cupping Therapy», *Journal of Traditional Chinese Medical Sciences*, vol. 2, n.º 4, pp. 3-10, 2015.

CHIRALI, I.: *Traditional Chinese Medicine Cupping Therapy*. Churchill Livingstone Elsevier Ltd., Londres, 2014.

CUI, S. y CUI, J.: «Progress of Researches on the Mechanism of Cupping Therapy», *Zhen Ci Yan Jiu (Accuptuncture Research)*, vol. 37, n.º 6, pp. 506-510, 2012.

«Effective Home Remedies for Pimples and Acne Vulgaris». ChineseMedicineAdvisor.com. [Consultado el 26 de marzo de 2012, www.chinesemedicineadvisor.com/home-remedies-forpimples].

EMERICH, M.; BRAEUNIG, M.; CLEMENT, H.-W.; LÜDTKE, R. y HUBER, R.: «Mode of Action of Cupping–Local Metabolism and Pain Thresholds in Neck Pain Patients and Healthy Subjects», *Complementary Therapies in Medicine*, vol. 22, n.º 1, pp. 148-158, 2014.

EPSTEIN, J.: «The Therapeutic Value of Cupping», *New York Medical Journal*, vol. 112 pp. 584-585, 1920.

HANNINEN, O. y VASKILAMPI, T.: «Cupping as a Part of Living Finnish Traditional Healing. A Remedy against Pain», *Acupuncture & Electro-Therapeutics Research*, vol. 7, n.º 1, pp. 39-50, 1982.

HARPER, D. J.: *Early Chinese Medical Literature: The Mawangdui Medical Manuscripts*. Kegan Paul International, Londres, 1998.

LANGE, S.: «Acne and Pimples: Top 7 Factors to Healing Acne, Pimples & Other Skin Conditions with Chinese Medicine», *Meridian Holistic Health*, 11 de marzo de 2009.

LEE, M. S.; KIM, J.-I. y ERNST, E.: «Is Cupping an Effective Treatment? An Overview of Systematic Reviews», *Journal of Acupuncture and Meridian Studies*, vol. 4, n.º 1, pp. 1-4, 2011.

MEHTA, P. y VIVIDHA D.: «Cupping Therapy: A Prudent Remedy for a Plethora of Medical Aliments», *Journal of Traditional and Complementary Medicine*, vol. 5, n.º 3, pp. 127-134, 2015.

NIMROUZI, M.; MAHBODI A.; JALADAT, A. M.; SADEGHFARD, A. y ZARSHENAS, M. M.: «Hijamat in Traditional Persian Medicine: Risks and Benefits», *Journal of Evidence-Based Integrative Medicine*, vol. 19, n.º 2, pp. 128-136, 2014.

ROZENFELD, E. y KALICHMAN, L.: «New is the Well-Forgotten Old: the Use of Dry Cupping in Musculoskeletal Medicine», *Journal of Bodywork & Movement Therapies*, vol. 20, n.º 1, pp. 173-178, 2016.

SCHULTE, E.: «Complementary Therapies: Acupuncture: where East Meets West», *Research Nursing*, vol. 59, n.º 10, pp. 55-57, 1996.

SHEN HERBAL PHARMACY: «Chinese Medicine and Herbs for Acne». [Consultado el 26 de marzo de 2012 https://shenclinic.com/blogs/herbs-for-ailments/chinese-herbs-for-acne]

«Spot positions, Acne Locations and Chinese Face Mapping», SayWhyDoI.com, 19 de agosto de 2011. [Consultado el 22 de marzo de 2012, www.saywhydoi.com/spot-positions-acne-locations-and-chinese-face-mapping]

THAM, L. M.; LEE, H. P. y LU, C.: «Cupping: from a Biomechanical Perspective», *Journal of Biomechanics*, vol. 39, n.º 12, pp. 2183-2193, 2006.

TURK, J. L. y ALLEN, A.: «Bleeding and Cupping», *Annals of The Royal College of Surgeons of England*, vol. 65, n.º 2, pp. 128-133, 1983.

«What Causes Acne», *Skinacea*, 2 de enero de 2012. [Consultado el 22 de marzo de 2012, www.skinacea.com/acne/acne-causes.html3.X9fHcthKjDc]

YOO, S. S. y Tausk, F.: «Cupping: East Meets West», *International Journal of Dermatology*, vol. 43, n.º 9, pp. 664-665, 2004.

ÍNDICE ANALÍTICO

ACERCA DEL AUTOR

Kenneth Choi es un acupuntor registrado y un practicante de la medicina tradicional china registrado en Canadá. Es miembro del College of Traditional Chinese Medicine Practitioners and Acupuncturists of Ontario.

Kenneth es graduado en Biología Humana por la Universidad de Toronto, especializado en Genes, Genética y Biotecnología. Más tarde se graduó en la Universidad McGill con un máster en ciencias de Biotecnología. Recibió su formación en medicina china en la Toronto School of Traditional Chinese Medicine en Toronto (Ontario, Canadá), donde se graduó y obtuvo el diploma de medicina tradicional china avanzada de cuatro años.

Estuvo enseñando acupuntura y herbología china durante cinco años en la Toronto School of Traditional Chinese Medicine y en la Acupuncture and Integrative Medicine Academy, en Toronto. Actualmente es el director del programa de acupuntura y del programa de herbología china en la Acupuncture and Integrative Medicine Academy. Kenneth también practica la acupuntura y la herbología china en su clínica, la Richmond Hill Acupuncture and Natural Therapy Clinic, en Richmond Hill (Ontario, Canadá).

ÍNDICE